Medicina Diagnóstica

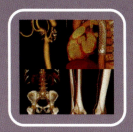

Diagnóstico Vascular por Imagem
Módulo Vascular

REDE LABS D'OR
LABORATÓRIO · IMAGEM · HOSPITAIS

Medicina Diagnóstica

Diagnóstico Vascular por Imagem
Módulo Vascular

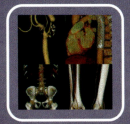

REDE LABS D'OR
LABORATÓRIO · IMAGEM · HOSPITAIS

Coordenadores

Arno von Ristow
Cirurgião Vascular
Especialista em Cirurgia Vascular pela AMB–SBACV, em Cirurgia Endovascular e Angiorradiologia pela AMB–SBACV e em Radiologia Intervencionista pela AMB–CBR
Professor-Associado do Curso de Pós-Graduação em Cirurgia Vascular da PUC, RJ
Diretor e Chefe dos Departamentos de Cirurgia Vascular e Endovascular do Centervasc-Rio
Chefe da Equipe de Cirurgia Vascular dos Hospitais Copa D'Or e Quinta D'Or, RJ

Antonio Eiras
Médico-Radiologista da Rede Labs D'Or
Especialista pelo CBR
Membro Titular do CBR

Bernardo Massière
Cirurgião Vascular
Especialista em Cirurgia Vascular pela AMB–SBACV e em
Cirurgia Endovascular e Angiorradiologia pela AMB–SBACV
Assistente dos Departamentos de Cirurgia Vascular e Endovascular do Centervasc-Rio
Membro da Equipe de Cirurgia Vascular dos Hospitais Copa D'Or e Quinta D'Or, RJ

Hernandes Ramiro de Souza Aguiar
Médico-Radiologista da Rede Labs D'Or
Coordenador Técnico do Serviço de Radiologia do Hospital Israelita Albert Sabin, RJ
Gestor Médico da Unidade Labs Vila da Penha, RJ
Membro Titular do CBR

Jaime Araujo Oliveira Neto
Médico-Radiologista da Rede Labs D'Or
Residência no HUCFF da UFRJ
Especialista pelo CBR

REVINTER

Medicina Diagnóstica Rede Labs D'Or
Módulo Vascular
Diagnóstico Vascular por Imagem
Copyright © 2008 by Livraria e Editora Revinter Ltda.

ISBN 978-85-372-0163-3

Todos os direitos reservados.
É expressamente proibida a reprodução
deste livro, no seu todo ou em parte,
por quaisquer meios, sem o consentimento
por escrito da Editora.

Contato com o coordenador:
BERNARDO MASSIÈRE
bmassiere@yahoo.com.br

A precisão das indicações, as reações adversas e as relações de dosa-
gem para as drogas citadas nesta obra podem sofrer alterações.
Solicitamos que o leitor reveja a farmacologia dos medicamentos aqui
mencionados.
A responsabilidade civil e criminal, perante terceiros e perante a Editora
Revinter, sobre o conteúdo total desta obra, incluindo as ilustrações e
autorizações/créditos correspondentes, é do(s) autor(es) da mesma.

Livraria e Editora REVINTER Ltda.
Rua do Matoso, 170 – Tijuca
20270-135 – Rio de Janeiro – RJ
Tel.: (21) 2563-9700 – Fax: (21) 2563-9701
livraria@revinter.com.br – www.revinter.com.br

Introdução

A Série *Medicina Diagnóstica Rede Labs D'Or* é, ao mesmo tempo, uma homenagem aos médicos que incentivam e apóiam a divulgação científica e um tributo aos nossos médicos colaboradores, que dedicam seu tempo e esforço na qualificação e atualização contínuas em suas áreas de atuação e levam aos colegas de diversas especialidades médicas, por meio de descrição técnica objetiva, aplicabilidade e apresentação de casos clínicos selecionados e bem documentados, suas experiências nos diferentes métodos diagnósticos.

Assim, e com orgulho, apresentamos a vocês o quarto volume da Série Medicina Diagnóstica, dedicado ao Módulo Vascular.

Consideramos de fundamental importância a integração com nossos colegas para a transformação do conhecimento em resultados práticos. E nosso objetivo é esse: promover maior interação entre a investigação diagnóstica e a assistência médica, favorecendo, prioritariamente, a saúde dos nossos pacientes. E, cumprindo sua missão maior de apoio ao diagnóstico médico, a Rede Labs D'Or espera continuar participando, com ética e conhecimento, da formação das novas gerações e do futuro da Medicina brasileira.

Prefácio

Os avanços tecnológicos da Medicina nos últimos anos exerceram grande impacto sobre a Cirurgia Vascular e a Radiologia.

A evolução tecnológica dos métodos diagnósticos permitiu a realização de análises detalhadas previamente à cirurgia, auxiliando, sobremaneira, o planejamento de complexos procedimentos endovasculares, aumentando a precisão, a segurança e a eficácia da terapia.

A evolução da angiotomografia e da angiorressonância veio de encontro a esta necessidade. Antes utilizadas como substitutas imperfeitas para as arteriografias, hoje disputam o título de "padrão-ouro" e acrescentam um novo mundo de possibilidades somente imaginadas nos filmes de ficção científica, pelo detalhamento anatômico das imagens.

Na obra *Diagnóstico Vascular por Imagem*, observa-se uma visão geral dos métodos disponíveis, com informações técnicas objetivas associadas a casos clínicos demonstrativos da riqueza e diversidade das patologias vasculares. Este livro reflete o espírito de intercâmbio e cooperação existente entre a Cirurgia Vascular e a Radiologia que, sob a ótica da multidisciplinaridade, nos permite oferecer o melhor aos nossos pacientes.

Autores

ALBERTO VESCOVI
Cirurgião Vascular
Especialista em Cirurgia Vascular pela AMB–SBACV e em
Cirurgia Endovascular e Angiorradiologia pela AMB–SBACV
Assistente dos Departamentos de Cirurgia Vascular e
Endovascular do Centervasc-Rio
Membro da Equipe de Cirurgia Vascular dos Hospitais Copa D'Or e Quinta D'Or, RJ

ANTONIO EIRAS
Médico-Radiologista da Rede Labs D'Or
Especialista pelo CBR
Membro Titular do CBR

ARNO VON RISTOW
Cirurgião Vascular
Especialista em Cirurgia Vascular pela AMB–SBACV, em
Cirurgia Endovascular e Angiorradiologia pela AMB–SBACV e em
Radiologia Intervencionista pela AMB–CBR
Professor-Associado do Curso de Pós-Graduação em Cirurgia Vascular da PUC, RJ
Diretor e Chefe dos Departamentos de Cirurgia Vascular e
Endovascular do Centervasc-Rio
Chefe da Equipe de Cirurgia Vascular dos Hospitais Copa D'Or e Quinta D'Or, RJ

BERNARDO MASSIÈRE
Cirurgião Vascular
Especialista em Cirurgia Vascular pela AMB–SBACV e em
Cirurgia Endovascular e Angiorradiologia pela AMB–SBACV
Assistente dos Departamentos de Cirurgia Vascular e
Endovascular do Centervasc-Rio
Membro da Equipe de Cirurgia Vascular dos Hospitais Copa D'Or e Quinta D'Or, RJ

CARLOS CLEMENTINO DOS SANTOS PEIXOTO
Cirurgião Vascular
Especialista em Cirurgia Vascular pela AMB–SBACV, em
Cirurgia Endovascular e Angiorradiologia pela AMB–SBACV e em
Radiologia Intervencionista pela AMB–CBR
Especialista em Radiologia Intervencionista pela SOBRICE
Professor-Associado do Curso de Pós-Graduação em Cirurgia Vascular da PUC, RJ
Professor Convidado da Disciplina de Angiologia da
Faculdade de Ciências Médicas da UERJ
Membro do Setor de Radiologia Vascular e Intervencionista da Rede Labs D'Or

HENRIQUE SALAS MARTIN

Radiologista
Membro Titular da SOBRICE
Especialista em Radiologia Intervencionista pela SOBRICE
Membro do Setor de Radiologia Vascular e Intervencionista da Rede Labs D'Or

HERNANDES RAMIRO DE SOUZA AGUIAR

Médico-Radiologista da Rede Labs D'Or
Coordenador Técnico do Serviço de Radiologia do
Hospital Israelita Albert Sabin, RJ
Gestor Médico da Unidade Labs Vila da Penha, RJ
Membro Titular do CBR

JAIME ARAUJO OLIVEIRA NETO

Médico-Radiologista da Rede Labs D'Or
Residência no HUCFF da UFRJ
Especialista pelo CBR

JOSÉ MUSSA CURY FILHO

Cirurgião Vascular
Especialista em Cirurgia Vascular pela AMB–SBACV
Professor Instrutor do Curso de Pós-Graduação em Cirurgia Vascular da PUC, RJ
Chefe de Clínica dos Departamentos de Cirurgia Vascular e
Endovascular do Centervasc-Rio
Membro da Equipe de Cirurgia Vascular dos Hospitais Copa D'Or e Quinta D'Or, RJ

LUIS ANTONIO DE ANDRADE MENDONÇA

Gerente de Tecnologia de Imagem da Rede Labs D´Or
Consultor em RM – MRImagem
Especialista em Aplicações RM – GE Healthcare
Engenheiro Químico pelo IME, RJ
Mestrado em Engenharia Química pela COPPE–UFRJ

MARCOS ARÊAS MARQUES

Angiologista
Sócio Titular da SBACV
Professor Colaborador da UNIGRANRIO
Chefe do Departamento de Angiologia do Centervasc-Rio

MARCUS HUMBERTO TAVARES GRESS

Cirurgião Vascular
Especialista em Cirurgia Vascular pela AMB–SBACV e em
Cirurgia Endovascular e Angiorradiologia pela AMB–SBACV
Assistente dos Departamentos de Cirurgia Vascular e
Endovascular do Centervasc-Rio
Membro da Equipe de Cirurgia Vascular dos Hospitais Copa D'Or e Quinta D'Or, RJ

Sumário

Capítulo 1

ANGIOTOMOGRAFIA COMPUTADORIZADA 1

Jaime Araujo Oliveira Neto ❖ *Antonio Eiras*

Capítulo 2

ANGIOGRAFIA POR RESSONÂNCIA MAGNÉTICA 9

Hernandes de Souza Aguiar ❖ *Luis Antonio de Andrade Mendonça*
Antonio Eiras

Capítulo 3

IMPORTÂNCIA DA ANGIOGRAFIA NO DIAGNÓSTICO DAS
VASCULOPATIAS 15

Carlos Clementino dos Santos Peixoto ❖ *Henrique Salas Martin*

DEFINIÇÃO 15

INTRODUÇÃO 15

HISTÓRICO 15

INDICAÇÕES 17

    Arteriografias 17

    Flebografias 17

MATERIAIS DE PUNÇÃO E CATETERISMO 17

ESTRUTURA DE APOIO E CUIDADOS PRÉ-PROCEDIMENTO 19

TÉCNICAS E SÍTIOS DE PUNÇÃO E CUIDADOS PÓS-PROCEDIMENTO 20

    Em arteriografias 20

CONTRASTES 21

EQUIPAMENTOS E MATERIAIS DE APOIO 21

ESTUDOS ANGIOGRÁFICOS ESPECÍFICOS 22

    Troncos supra-aórtico e cerebral 22

Aorta toracoabdominal, vasos ilíacos e ramos viscerais 29

Membros superiores e inferiores 33

NO TRAUMA DOS MEMBROS SUPERIORES E INFERIORES 37

CONCLUSÕES 41

REFERÊNCIAS BIBLIOGRÁFICAS 41

Capítulo 4
DIAGNÓSTICO VASCULAR POR IMAGEM 43

Bernardo Massière ❖ *Arno von Ristow* ❖ *Hernandes de Souza Aguiar*
Jaime Araujo Oliveira Neto ❖ *José Mussa Cury Filho* ❖ *Marcus Gress*
Alberto Vescovi ❖ *Marcos Arêas Marques*

ANEURISMA DA AORTA ABDOMINAL 43

    Caso 1 45

    Caso 2 47

    Caso 3 49

ANEURISMA INFLAMATÓRIO DA AORTA ABDOMINAL 50

ANEURISMA DA AORTA TORACOABDOMINAL 51

    Caso 4 54

    Caso 5 57

    Caso 6 60

DISSECÇÃO DA AORTA 60

    Caso 7 64

    Caso 8 65

    Caso 9 66

TRONCOS SUPRA-AÓRTICOS 66

    Caso 10 68

    Caso 11 69

    Caso 12 70

    Caso 13 72

DOENÇA ARTERIAL OBLITERATIVA PERIFÉRICA 73

    Caso 14 74

    Caso 15 76

REFERÊNCIAS BIBLIOGRÁFICAS 78

Medicina Diagnóstica

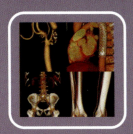

Diagnóstico Vascular por Imagem
Módulo Vascular

REDE LABS D'OR
LABORATÓRIO · IMAGEM · HOSPITAIS

CAPÍTULO 1
ANGIOTOMOGRAFIA COMPUTADORIZADA

Jaime Araujo Oliveira Neto
Antonio Eiras

A angiotomografia computadorizada é um método não-invasivo para avaliação vascular que tem ocupado, progressivamente, espaço na prática clínica diária. A introdução mais recente de aparelhos com tecnologia multidetectora expandiu muito as aplicações, tornando os exames ainda mais rápidos, reprodutíveis, permitindo a identificação de ramos cada vez mais periféricos e com maior qualidade do que antes.

Porém, antes de se falar sobre angiotomografia, faz-se necessária uma breve introdução sobre os princípios básicos do funcionamento da tomografia computadorizada para que os avanços sejam entendidos na sua totalidade.

A tomografia computadorizada funciona acoplando o movimento de um tubo que emite raios X com um sistema de detectores que captam a radiação que atravessou o paciente. Este conjunto gira em torno do paciente, obtendo medidas de atenuação da radiação emitida em várias projeções diferentes (Fig. 1-1). A partir dos dados brutos destas múltiplas projeções, o sistema é capaz de produzir imagens que representam cortes (fatias) do paciente, nas quais os graus de densidade radiológica são representados por tons de cinza, variando do mais radiotransparente (mais escuro) ao mais radiopaco (mais claro).

Até o final dos anos 1980, os equipamentos de tomografia funcionavam de modo seqüencial, ou seja, realizavam uma imagem de cada vez e, a cada imagem gerada, a mesa de exame sofria um deslocamento predeterminado (Fig. 1-2A).

Em meados dos anos 1990, os desenvolvimentos técnicos permitiram a introdução de equipamentos com tecnologia helicoidal. Os equipamentos helicoidais conjugam os movimentos de rotação do conjunto de tubos e detectores com o deslocamento da mesa de exame, passando a ocorrer simultaneamente e de maneira contínua (Fig. 1-2B). Esta tecnologia chama-se helicoidal porque o trajeto que os detectores percorrem em torno do paciente é semelhante ao trajeto da ponta de uma hélice girando enquanto o avião se desloca.

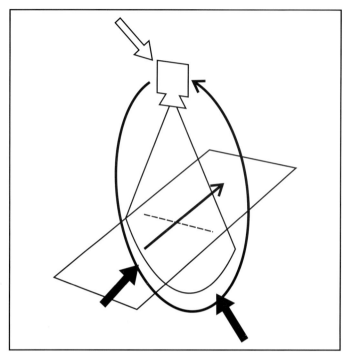

Fig. 1-1. Esquema de funcionamento de um equipamento de tomografia computadorizada. O tubo de raios X *(seta branca)* e o sistema de detectores *(setas cheias)* formam um conjunto que gira em torno do paciente, enquanto que a mesa de exames se movimenta de acordo com o que foi programado pelo equipamento.

Os tomógrafos seqüenciais antigos eram muito lentos, levando entre 10 e 20 minutos para cobrir um segmento como o eixo aortoilíaco, o que impedia qualquer tentativa de imagem angiográfica. Com o advento da tecnologia helicoidal, este tempo baixou para cerca de 45 segundos. Em função deste ganho significativo de velocidade, permite-se que a aquisição dos dados seja concomitante com a administração do contraste venoso: o que é fundamental para a angiotomografia.

O próximo passo na evolução da angiotomografia foi o surgimento de tomógrafos com múltiplos detectores (ou *multi-slice*). Estes funcionam com o mesmo princípio dos tomógrafos helicoidais convencionais, porém, por possuírem mais de uma fileira de detectores, permitem que mais dados sejam adquiridos a cada volta do tubo de raios X em torno do paciente (Fig. 1-3). Com isto, podemos fazer a mesa andar mais rápido, reduzindo o tempo de duração da aquisição, com cortes mais finos e cobrindo extensões maiores da anatomia.

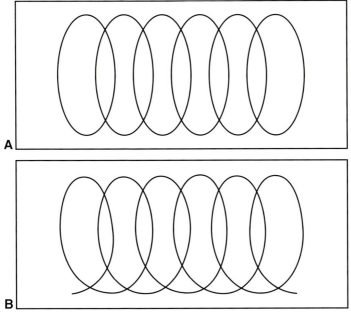

Fig. 1-2. Nas aquisições seqüenciais (**A**), o conjunto de tubos de raios X e o sistema de detectores dá uma volta completa em torno do paciente, seguidos de um deslocamento da mesa, aqui representado na forma de círculos paralelos. Nas aquisições helicoidais (**B**), o deslocamento da mesa ocorre simultaneamente com a rotação do conjunto de tubos de raios X e sistema de detectores desenhando um trajeto helicoidal em torno do paciente.

A redução do tempo de aquisição otimiza o uso dos meios de contraste fazendo com que o volume de contraste seja menor e o fluxo de injeção seja maior, o que gera imagens de melhor qualidade. Além disso, o tempo de apnéia mais curto é mais bem tolerado pelos pacientes.

O tomógrafo helicoidal convencional permite aquisições com uma espessura de corte que é significativamente maior que o tamanho do pixel que forma a imagem (*pixel* é o nome que se dá à menor unidade formadora da imagem final tomográfica); com isso, as imagens angiográficas, quando reconstruídas em projeções longitudinais (de frente ou de perfil), têm uma resolução espacial que é inferior à das imagens adquiridas originalmente.

Os cortes mais finos do tomógrafo multidetector aumentam a resolução espacial das reconstruções longitudinais. Com os tomógrafos de duas ou quatro fileiras de detectores, houve um ganho significativo neste sentido, porém, a partir do lançamento dos tomógrafos com 16 fileiras de de-

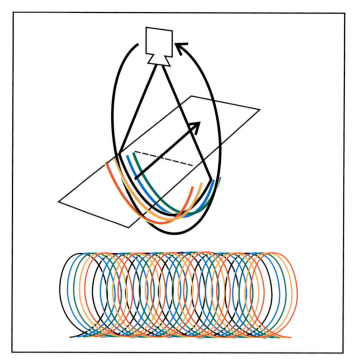

Fig. 1-3. A adição de mais detectores *(traços coloridos)* gera, em uma só aquisição, várias hélices paralelas. Comparando com a Figura 1-2B podemos notar que cada trajeto helicoidal colorido, quando analisado individualmente, é mais aberto que em uma aquisição helicoidal convencional (por causa da maior velocidade da mesa), porém a distância entre eles é menor *(cortes mais finos)*.

tectores, a mudança foi radical. Os tomógrafos com 16 fileiras de detectores ou mais permitem a geração de volumes de dados isotrópicos (iguais em todas as direções), ou seja, os cortes são tão finos que a resolução espacial das imagens é virtualmente a mesma, sejam elas axiais originalmente adquiridas, ou reformatações coronais, sagitais, oblíquas e curvas (Fig. 1-4).

Paralelamente ao desenvolvimento dos tomógrafos, houve, também, uma evolução nos métodos de pós-processamento das imagens. Os programas permitem reformatações das imagens em múltiplos planos (MPR), reconstruções curvas e reconstruções tridimensionais das imagens com técnicas MIP *(maximum intensity projection)* e VR *(volume rendering)* (Fig. 1-5).

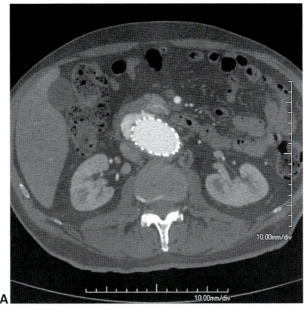
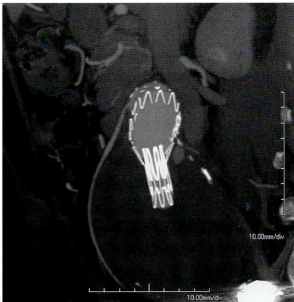

Fig. 1-4. (A) Vemos um corte axial (imagem original) de um exame de angiotomografia da aorta abdominal mostrando pequeno *endoleak*. (**B**) Reformatação multiplanar (MPR com corte espesso e protocolo MIP) mostra uma imagem com resolução espacial semelhante à da aquisição helicoidal, permitindo a avaliação da relação do foco de *endoleak* com a origem da artéria mesentérica inferior, caracterizando um *endoleak* tipo II.

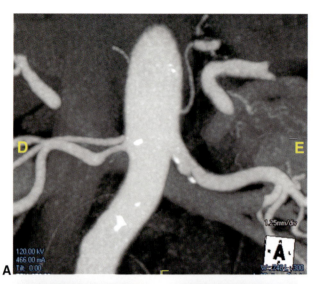
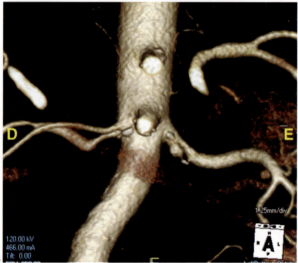

Fig. 1-5. Angiotomografia de artérias renais. (**A**) Reconstrução MIP, mostra as 2 artérias renais à direita com estenose na artéria mais inferior e a placa ulcerada na artéria renal esquerda. (**B**) Uso da técnica 3D *volume rendering* mostra um aspecto tridimensional da relação entre os vasos.

A utilização de reconstruções curvas permite que os vasos sejam esticados para medidas acuradas de diâmetros vasculares, extensões dos aneurismas (Fig. 1-6) e medidas objetivas de estenose, inclusive com avaliação do grau de estenose pela medida da área do lúmen residual.

As técnicas de renderização 3D já existem há algum tempo, porém eram consideradas como técnicas de impacto visual, sem utilidade prática no dia-a-dia. A melhor resolução espacial das imagens de tomografia com múltiplos detectores mudou este paradigma, fazendo com que a avaliação das imagens geradas com a técnica VR ganhassem uma função diagnóstica mais objetiva (em exames de angiotomografia do crânio, a avaliação das imagens 3D é fundamental para a sensibilidade do método) (Fig. 1-7).

Para a realização de um exame de angiotomografia computadorizada, é necessária a administração de contraste iodado venoso. O uso de contraste não-iônico reduz significativamente a incidência e a gravidade dos

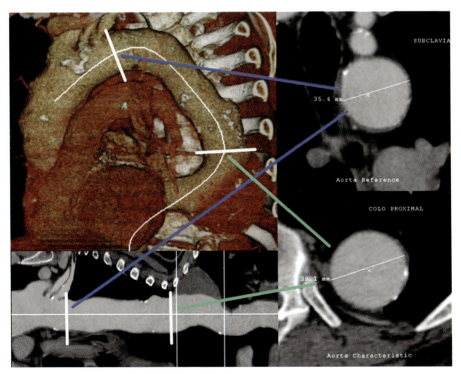

Fig. 1-6. Angiotomografia da aorta torácica. A figura mostra uma reconstrução 3D *volume rendering* com um acotovelamento na aorta descendente, na qual há um aneurisma.
Foi traçada uma linha central e o vaso foi esticado *(embaixo)*. Foram obtidas, também, medidas de diâmetro com cortes perpendiculares ao maior eixo do vaso no plano original da artéria subclávia e no colo proximal do aneurisma.

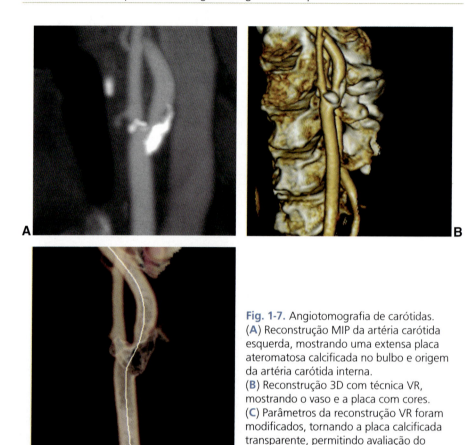

Fig. 1-7. Angiotomografia de carótidas.
(**A**) Reconstrução MIP da artéria carótida esquerda, mostrando uma extensa placa ateromatosa calcificada no bulbo e origem da artéria carótida interna.
(**B**) Reconstrução 3D com técnica VR, mostrando o vaso e a placa com cores.
(**C**) Parâmetros da reconstrução VR foram modificados, tornando a placa calcificada transparente, permitindo avaliação do lúmen residual.

efeitos colaterais, mas, mesmo assim, contra-indicações ao uso de contraste iodado são, também, contra-indicações à angiotomografia (Quadro 1-1).

Por fim, como os exames de tomografia usam radiação ionizante (raios X), a princípio estão contra-indicados em pacientes gestantes, podendo ser realizados apenas em casos eventuais em que a relação risco–benefício seja muito bem pesada.

Quadro 1-1. Principais contra-indicações ao uso de contraste iodado

- Relato de reação adversa moderada ou grave em exame prévio com contraste iodado
- Alterações da função renal (pacientes em diálise e sem possibilidade de recuperação da função renal podem fazer o exame)

CAPÍTULO 2
ANGIOGRAFIA POR RESSONÂNCIA MAGNÉTICA

Hernandes de Souza Aguiar
Luis Antonio de Andrade Mendonça
Antonio Eiras

No que diz respeito à história do diagnóstico por imagens, o desenvolvimento da técnica de ressonância magnética representou o desnudamento de um novo universo. Um mundo repleto de novidades que, a cada dia, vão-se apresentando a fascinados profissionais que, paulatinamente, se deparam com técnicas cada vez mais avançadas para o estudo das diversas formas de manifestação anatômica das doenças.

Em meio ao grande número de recursos tecnológicos atualmente desenvolvidos, a angiografia por ressonância magnética (ou angio-RM) é uma das inovações mais relevantes e que mais rapidamente evoluem. Tendo surgido como técnica de produção de imagens vasculares sem utilização de contraste venoso (o que era revolucionário), encontra, atualmente, nos quelatos de gadolínio, um aliado na conquista de admirável resolução têmporo-espacial.

A angio-RM com gadolínio (angiogado) permitiu o registro pictórico do sistema circulatório com excelente qualidade, atualmente rivalizando com a tomografia computadorizada de múltiplos detectores *(multi-slice)* e, com ela, compartilhando alguns avanços tecnológicos, como impressionantes técnicas de pós-processamento das imagens.

Neste capítulo, pretendemos apresentar, ainda que superficialmente, ao leitor os fundamentos técnicos da formação de imagens por angio-RM e algumas das peculiaridades que devem ser consideradas na interpretação do exame. O objetivo é de ajudar a desenvolver o discernimento do profissional médico que se depara com a necessidade de solicitar um exame de imagens para o seu paciente.

A obtenção de imagens por intermédio de equipamentos de ressonância magnética obedece a um complexo conjunto de preceitos físicos, matemáticos e tecnológicos de difícil compreensão para a maioria dos não iniciados embora, de maneira cruel, sejam cruciais para o entendimento básico do método.

Naturalmente, seria uma pretensão sem fundamento querer esgotar o assunto neste capítulo (até porque o tema é inesgotável). No entanto, é muito importante tentar transmitir, de forma mais simples e resumida possível, uma

10 Capítulo 2 • Angiografia por Ressonância Magnética

fração do conhecimento elementar para que se tenha uma idéia geral do que ocorre durante a realização de um exame de ressonância magnética.

A produção do sinal de ressonância magnética se baseia no comportamento de prótons de hidrogênio, livres ou componentes de uma molécula, ao sofrerem a ação de um pulso de radiofreqüência emitido pelo equipamento e retornarem, gradativamente, ao estado prévio de alinhamento ao forte campo magnético produzido pelo magneto.

Este processo de interação de energia ocorre de forma distinta para os diversos tecidos estáticos do corpo em função do comportamento e da intensidade do próton de hidrogênio variar significativamente em cada tecido.

Isto posto, de forma extremamente resumida, passaremos aos comentários sobre as técnicas angiográficas de ressonância magnética que avaliarão os tecidos em movimento.

O desenvolvimento de técnicas de saturação de tecidos, retardando a emissão de sinal de ressonância magnética pelos mesmos, permitiu o registro de prótons em movimento no sangue, já que este é um tecido em movimento constante, que pode escapar ao estímulo da saturação. São estes os prótons registrados nas técnicas *time-of-flight*, que permite o registro do sinal do sangue em movimento, consistindo em uma das primeiras técnicas de angio-RM, na qual o uso de agente de contraste é dispensável.

Dependendo do local selecionado para a aposição da "banda de saturação" – uma faixa virtual que delimita a extensão do corpo a ser saturada pelos pulsos de radiofreqüência – podem-se obter imagens de venografia ou arteriografia. Esta técnica, apesar de oferecer imagens com menor definição, ainda não perdeu a utilidade frente à angiogado devido, precisamente, a esta propriedade, que permite o registro do sentido do fluxo no interior dos vasos, sendo fundamental no estudo, por exemplo, da síndrome do "roubo da subclávia" (Figs. 2-1 e 2-2).

O desenvolvimento da angiografia por gadolínio proporcionou um extraordinário avanço na definição dos contornos dos vasos e o acesso a inúmeras possibilidades de pós-processamento das imagens adquiridas, aproximando o método, em qualidade, à angiografia por tomografia computadorizada.

Ao realizarmos uma angiografia por gadolínio (angiogado) não devemos prescindir da aquisição de imagens das seqüências gradiente-eco sensível a fluxo por vários motivos. O motivo mais simples é o fato de garantirmos, desta forma, uma imagem angiográfica minimamente aproveitável para fins diagnósticos, caso haja algum problema que inviabilize a aquisição de subseqüentes imagens de angiogado com qualidade razoável. O motivo mais importante é porque precisamos obter um estudo da parede dos vasos e dos tecidos a ele circunjacentes (Fig. 2-2), além de informações sobre o sentido do fluxo endoluminal (Fig. 2-1).

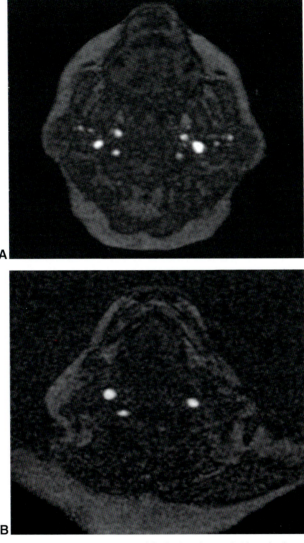

Fig. 2-1. (A) Seqüência *time-of-flight* (TOF). Não há banda de saturação, permitindo o aparecimento de sinal de fluxo em todos os vasos estudados. (**B**) TOF – Banda de saturação cefálica. Não há sinal de fluxo nas veias jugulares ou na artéria vertebral esquerda, denotando inversão do sentido do fluxo neste vaso, no caso em questão, por acentuada estenose na origem da artéria subclávia esquerda (síndrome do roubo da subclávia).

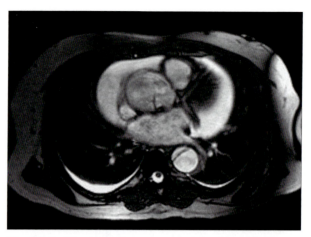

Fig. 2-2. Seqüência gradiente-eco sensível a fluxo. Observe o retalho *(flap)* intimal na aorta descendente (dissecção aórtica tipo B de Standford).

Atualmente, encontram-se disponíveis seqüências de angiogado, conjugadas a eficazes ferramentas de cálculo do tempo entre a administração do contraste e a aquisição das imagens, além de outros mecanismos para garantia da boa resolução têmporo-espacial, que facilitam, sobremaneira, a execução do exame, aliados a avançadas técnicas de pós-processamento, que permitem maior comunicação visual, possibilitando melhor planejamento cirúrgico (Figs. 2-3 e 2-4).

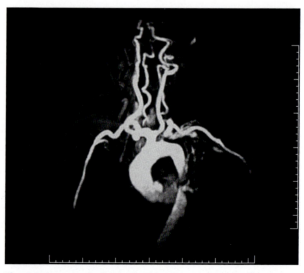

Fig. 2-3. Mesmo paciente da Figura 2-1. Reconstrução tridimensional de dados de angio-RM com gadolínio. Observe acentuada estenose na origem da artéria subclávia esquerda.

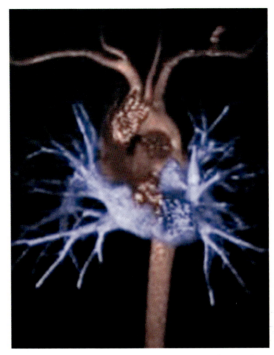

Fig. 2-4. Angio-RM. Reconstrução MIP 3D da artéria aorta e do átrio esquerdo.

CAPÍTULO 3
IMPORTÂNCIA DA ANGIOGRAFIA NO DIAGNÓSTICO DAS VASCULOPATIAS

Carlos Clementino dos Santos Peixoto
Henrique Salas Martin

DEFINIÇÃO

Angiografia é o estudo contrastado do sistema vascular, arterial (arteriografia) e venoso (flebografia). A injeção de contraste pode ser realizada através da técnica de punção direta ou por cateterismo dos vasos.

INTRODUÇÃO

O estudo angiográfico diagnóstico chega ao início do terceiro milênio sendo a sua utilização cada dia menos indicada. A evolução de métodos complementares não-invasivos dotados de alta definição veio permitir que, no dias atuais, sejam realizados exames vasculares com um elevado índice de confiabilidade. Por outro lado, o desenvolvimento tecnológico de equipamentos e materiais determinou um rápido avanço da cirurgia endovascular e, atualmente, grande parte das angiografias é realizada no pré e pós-procedimento terapêutico. No entanto, alguns estudos angiográficos ainda têm papel importante como, por exemplo, a arteriografia na avaliação diagnóstica das artérias dos membros inferiores e, ainda hoje, definição terapêutica dos vasos cervicais e intracranianos.

HISTÓRICO

A primeira angiografia foi realizada por Haschek e Lindenthal em 1896, meses após a descoberta dos raios X por Röentgen.

Na segunda década do século XX, teve início o desenvolvimento da angiografia em pacientes vivos. Em 1924, a primeira angiografia da artéria femoral foi realizada por Brooks[2] e coube a Egas Moniz a descrição da técnica da angiografia carotídea e da circulação cerebral.[1,2,5] Em 1929, Reynaldo dos Santos, cirurgião português, utilizando uma punção translombar, realizou uma aortografia abdominal.[1,2,4,5]

Em 1941, Pedro L. Farinas Mayo, radiologista cubano, descreveu a aortografia através da introdução retrógrada de um cateter pela artéria femoral, mediante acesso por sua dissecção.[1,2,4,5]

O radiologista Sven Ivar Seldinger, em 1953 (Fig. 3-1D), iniciou uma nova era na arteriografia com a descrição da punção percutânea da artéria e a introdução de um fio-guia metálico para colocação de cateteres. Em 1958, Odman introduziu o uso de cateteres radiopacos.[5]

Em 1964, Charles Dotter (Fig. 3-1A) e Judkins começaram a era do tratamento por via endovascular, passando a angiografia a ser, também, parte de um procedimento terapêutico.[1,5] Em 1974, Grüntzig (Fig. 3-1C) aprimorou as técnicas da intervenção endovascular com o desenvolvimento da angioplastia com balão.[5] Na década de 1980, surgiu a angiografia digital e o primeiro *stent* desenvolvido por Palmaz[5] (Fig. 3-1).

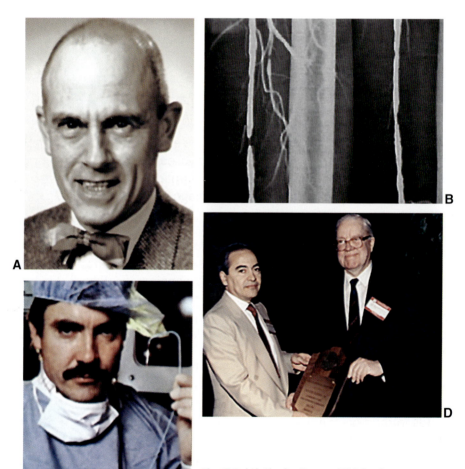

Fig. 3-1. (A) Charles Dotter. (B) Primeira angioplastia (janeiro de 1964) em uma paciente que seria submetida à amputação. (C) Andréas Grüntzig. (D) W. Casteneda-Zuniga entregando prêmio a Sven Seldinger.

O novo milênio vem introduzindo novos avanços tecnológicos nos meios diagnósticos e terapêuticos, e resultados favoráveis estão sendo aguardados com muitas expectativas.

INDICAÇÕES

Arteriografias

- Estudo da doença arterial obstrutiva e aneurismática.
- Estudo de fístulas arteriovenosas e de malformações em geral.
- Avaliação de massas tumorais com intuito de definir a sua vascularização.

O uso pré-terapêutico vem-se tornando o mais comum, confirmando o diagnóstico obtido por meios não-invasivos, imediatamente antes de um procedimento endovascular.

Flebografias

- Estudo de malformações venosas que não se opacificam na arteriografia ou que tenham um componente predominante venoso.

Por causa do aumento da sensibilidade e especificidade dos métodos não-invasivos no diagnóstico das doenças vasculares, a flebografia praticamente só tem sido utilizada para a confirmação diagnóstica (caso os métodos não-invasivos não confirmem o diagnóstico) ou na realização do procedimento intervencionista.

MATERIAIS DE PUNÇÃO E CATETERISMO

Diversos sistemas de introdução, cateteres e guias, estão à disposição dos profissionais para uso em procedimentos de angiografia (Figs. 3-2 e 3-3). Os introdutores e cateteres são siliconados ou de teflon. Os guias podem ser de teflon ou hidrofílicos. O uso de cada produto é indicado conforme o objetivo do exame, a topografia a ser estudada e as características da anatomia vascular a ser examinada.[6]

O material usado para o diagnóstico habitualmente tem seu calibre menor, facilitando, assim, a compressão do local por onde foi introduzido o cateter e reduzindo o tempo de repouso do paciente.

Os introdutores utilizados têm calibre 4 (uso pediátrico) a 6 *french*, medem 7 e 13 cm e têm a ponta reta. Os cateteres diagnósticos têm calibres 4 (uso pediátrico), 5 e 6 com comprimento de 100 cm; apresentam várias conformações de acordo com o vaso a ser avaliado, obedecendo a suas características anatômicas (Fig. 3-2).

Os fios-guia são de 0,035 ou 0,038 polegada, têm extensão de 145 a 260 cm e podem apresentar a ponta reta, angulada ou curva.

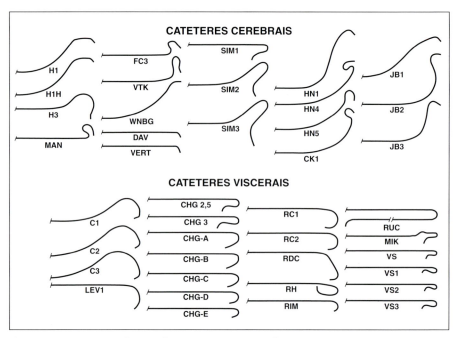

Fig. 3-2. Cateteres com diversos formatos para uso geral.

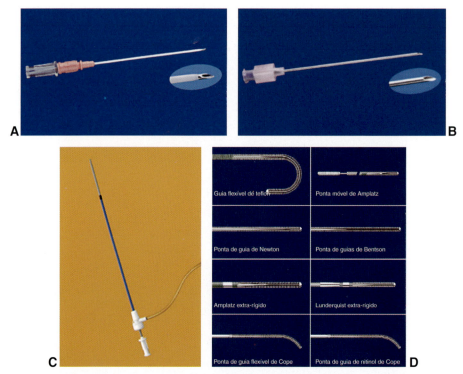

Fig. 3-3. (**A** e **B**) Jelco e agulha para punção. (**C**) Introdutor valvulado. (**D**) Tabela de guias. (Material Cook).

ESTRUTURA DE APOIO E CUIDADOS PRÉ-PROCEDIMENTO

Para a realização dos exames de angiografia, é necessário que seja instituída uma estrutura de apoio. Os procedimentos angiográficos devem ser realizados em ambiente hospitalar, como os que dispomos na Rede LABS D'Or. Assim sendo, a marcação dos exames é realizada por uma equipe especializada de atendimento, ocasião em que o paciente, ou responsável, preenchem um questionário com perguntas objetivas relacionadas com o procedimento, permitindo identificar se é necessária a adoção de medidas profiláticas. Além disso, os pacientes são informados sobre o preparo a ser feito antes da realização do exame.

As principais orientações e condutas adotadas antecedendo ao exame são:

1. Cuidados com relação a hidratação e jejum: o paciente, ao se dirigir à clínica ou ao hospital para a realização do exame, deve estar em jejum de 4 a 6 horas, para evitar transtornos digestivos durante ou após o exame. O paciente diabético não deve ter jejum prolongado. Nesses casos, uma alimentação leve deve ser realizada cerca de 3 horas antes do exame.

2. Sedação e anestesia: devem ser utilizadas em situações pontuais. Se o paciente, ou seu médico-assistente, solicitar, o exame será realizado com sedação. O paciente desorientado no tempo e espaço deve, também, ser sedado e, possivelmente, submetido ao exame sob anestesia geral.

3. Em pacientes com história de atopia, como asma, alergias de pele e, ainda, histórico de alergia alimentar (especialmente, ao uso de frutos do mar), deve-se adotar a profilaxia com corticóides e fenidramina.

4. Se o procedimento tem caráter eletivo, sugere-se a avaliação clínico-cardiológica prévia, com estudo da coagulação, da função cardíaca e renal e do metabolismo. Dessa forma, procura-se minimizar possíveis intercorrências, como a nefropatia induzida pelo contraste.

5. Os medicamentos que não interferem na coagulação e na função renal podem ser mantidos, sendo suspensos, de véspera, os antiagregantes. Os anticoagulantes orais devem ser suspensos em torno de 5 dias antes do exame, havendo necessidade de controle laboratorial pelo INR para a realização do exame com segurança. A metformina (hipoglicemiante oral) deve ser suspensa 24 horas antes do exame e reiniciada 24 horas depois; em caso de disfunção renal, os prazos de suspensão e reinício aumentam para 48 horas.[7]

Na sala de preparo do paciente, é instalada a solução salina com bicarbonato de sódio, via venosa periférica, de preferência 1 hora antes do exame, preferencialmente no membro superior (sempre verificar se o paciente tem fístula arteriovenosa ou se existe esta possibilidade), ao nível do antebraço (punho). Cuidados maiores devem ser observados na hidratação de pacientes com insuficiência renal e cardíaca, a qual deve ser restrita.

A tricotomia da área a ser puncionada é realizada pela enfermagem.

TÉCNICAS E SÍTIOS DE PUNÇÃO E CUIDADOS PÓS-PROCEDIMENTO

Em arteriografias

A punção é realizada pela técnica de Seldinger com agulha de punção ou jelco 18, sendo válida para estudos arterial e venoso. A punção direta pode ser anterógrada ou retrógrada (contrafluxo), sendo esta última preferível, pois produzem menos intercorrências, como a dissecção.

Os locais de punção utilizados para o exame arterial estão situados predominantemente nas extremidades. Nos membros superiores, destacam-se as vias radial (uma das mais usadas pelos hemodinamicistas), braquial (principalmente à esquerda, pela maior facilidade do cateterismo dos demais vasos) (Fig. 3-4A) e axilar (a cada dia menos comum, pelo maior índice de complicações). Nos membros inferiores, a via principal é a fe-

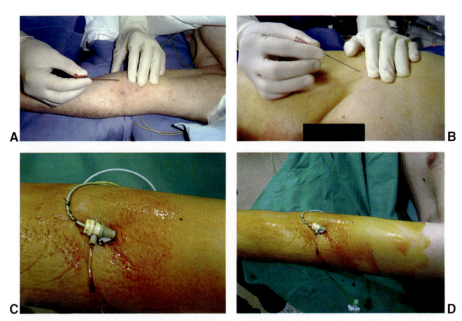

Fig. 3-4. (**A** e **B**) Local das punções braquial e femoral. (**C** e **D**) Introdutor calibre 5 e cateter em acesso braquial.

moral (Fig. 3-4B), preferida pelos seguintes aspectos: comodidade para o paciente, diâmetro da artéria (que tolera os diversos calibres dos materiais a serem introduzidos) e facilidade de compressão local (Fig. 3-4C e D).[9]

Ao final do estudo, retiram-se o cateter e o sistema de introdução e se procede a compressão manual. Não há tempo definido para a compressão adequada, e sim o período que for necessário para que sejam evitados hematomas ou risco de sangramento tardio. Por fim, coloca-se o curativo com Micropore®, na pele e, a seguir, o compressivo com Tensoplast®. Este curativo é retirado após 12 horas pelo paciente ou pelos familiares.

CONTRASTES

Os contrastes iodados são substâncias radiopacas capazes de melhorar a definição das imagens obtidas nos exames radiológicos. São essenciais para o estudo vascular, sendo utilizados, preferencialmente, os não-iônicos por apresentarem baixas osmolaridade, densidade e viscosidade. Assim sendo, induzem menores toxicidade e risco.[10]

EQUIPAMENTOS E MATERIAIS DE APOIO

Os equipamentos de angiografia apresentaram uma significativa evolução na última década. Além de máquinas fixas, que se propõem à reduzir a radiação ionizante, a presença de dois intensificadores de imagem permite o estudo biplanar. Há, ainda, equipamentos que fazem o exame rotacional, com a formatação da imagem em 3D. Porém, o grande avanço ocorreu nos equipamento móveis ("Arco em C" ou intensificador de imagem), que, por serem mais leves, transportáveis, sem necessidade de "blindagem" da sala e de um sistema de energia com maior potência, vêm reduzir os custos do investimento, tornando viável a sua utilização por várias equipes: cirurgia vascular, radiologia intervencionista, cardiologia intervencionista, ortopedia, urologia entre outras (Fig. 3-5).

O uso de material de apoio, como torneirinhas (única via) e conectores para bomba injetora, necessitam estar à disposição na sala de exames.

O examinador e toda a equipe de trabalho envolvida devem usar vestimenta de proteção radiológica (avental plumbífero, de preferência de dupla face), protetor de tireóide e, ainda, óculos plumbífero. Para maior segurança de todos, é obrigatória a realização de um levantamento radiométrico, que é controlado mensalmente, realizado por empresas especializadas.[14-16]

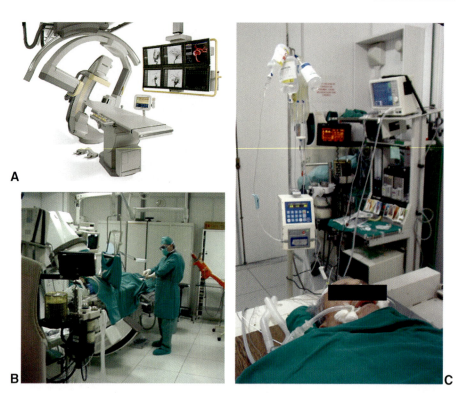

Fig. 3-5. (**A**) Equipamento biplano Philips. (**B**) Sala de angiografia equipada com as cortinas de proteção, bomba injetora e equipamento anestesiológico. (**C**) Monitorização de paciente grave durante a angiografia.

ESTUDOS ANGIOGRÁFICOS ESPECÍFICOS

Para facilidade de entendimento, este item é dividido em três partes:

1. Troncos supra-aórtico e cerebral.
2. Aorta toracoabdominal, vasos ilíacos e ramos viscerais.
3. Membros superiores e inferiores.

Troncos supra-aórtico e cerebral

A arteriografia cerebral está indicada no estudo de patologias vasculares, que podem ser de origem isquêmica ou hemorrágica, e deve ser realizada com a técnica de subtração digital devido à melhor qualidade de imagem, permitindo que sejam visualizadas, com clareza, pequenas lesões, com menor volume de contraste e menor dose de radiação.

Doença cerebral isquêmica

O estudo das patologias isquêmicas deve incluir o arco aórtico com as respectivas origens das carótidas, subclávias e vertebrais, seguido do cateterismo seletivo desses ramos a fim de evidenciar e quantificar estenoses, aspecto das placas, presença de ulcerações, doenças inflamatórias e displásicas, dissecções e eventuais variações anatômicas (Fig. 3-6).

O estudo seletivo da subclávia esquerda é realizado em OAD, para avaliar melhor a origem da vertebral. Para o estudo intracraniano do segmento vertebrobasilar, são feitos o cateterismo seletivo das vertebrais e as aquisições de imagens intracranianas em posição de Breton (incidência ântero-posterior em que o tubo fica cranial com relação ao crânio) e perfil. A origem da vertebral direita é mais bem definida em OAE.

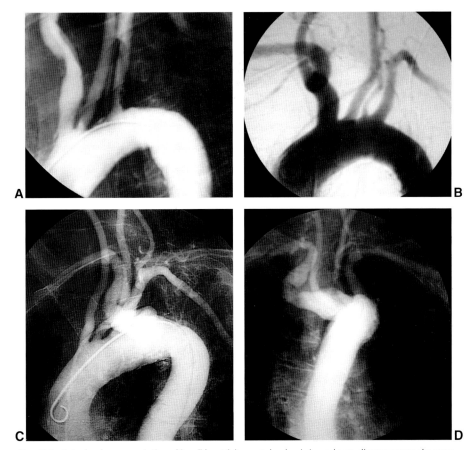

Fig. 3-6. Estudo do arco aórtico: (**A** e **B**) artéria vertebral originando-se diretamente do arco aórtico. Origem anômala da subclávia direita no joelho posterior do arco aórtico, chamada subclávia aberrante. (**C**) Estudo em OAE. (**D**) Estudo em OAD.

O estudo seletivo das carótidas deve ser feito a partir da sua porção proximal, avaliando a sua bifurcação obrigatoriamente em duas posições (oblíqua e perfil). Para a avaliação intracraniana, são utilizadas as incidências ântero-posterior e perfil, sendo acrescentadas as oblíquas OAD e OAE quando lesões estenóticas não são bem visualizadas (Fig. 3-7). Este estudo intracraniano é adequado, uma vez que as lesões que acometem os vasos cervicais e/ou do arco aórtico podem, também estender-se às artérias cerebrais, seja as de natureza aterosclerótica, seja as de natureza tromboembólica.

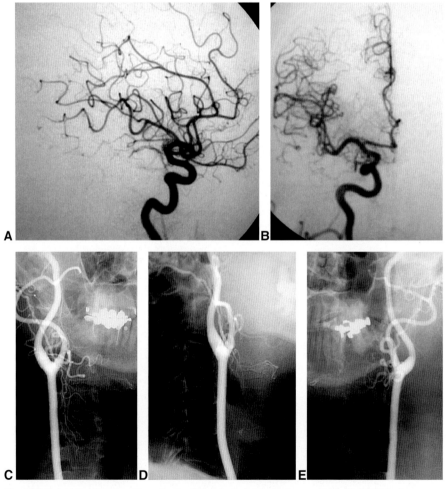

Fig. 3-7. Arteriografia carotídea direita: (**A**) estudo intracraniano em perfil. (**B**) Estudo intracraniano em AP. Arteriografia carotídea cervical: (**C**) estudo da carótida direita em OAD. (**D**) Em perfil. (**E**) Estudo da carótida esquerda em OAE.

Uma vez identificada uma lesão obstrutiva, esta não deve ser ultrapassada com o cateter, a não ser com objetivos terapêuticos para minimizar os risco do exame.[20,21]

É fundamental um conhecimento profundo da anatomia vascular cefálica com suas possíveis anastomoses entre as artérias vertebrais, carótida interna e externa, assim como o polígono de Willis, uma vez que, diante de uma redução do fluxo ou mesmo de uma oclusão, essas vias podem ser utilizadas na formação de colaterais, o que deve ser atentamente considerado quando se realiza procedimentos endovasculares.

Outra observação importante é o conhecimento do território vascular correspondente a cada vaso, permitindo localizar, topograficamente, a lesão e sua repercussão clínica.

Doença cerebral hemorrágica

Se o intuito do exame for para diagnóstico de doença hemorrágica cerebral, como a hemorragia subaracnóidea ou os hematomas cerebrais, a maneira de conduzir difere do descrito anteriormente para a isquemia cerebral. Desse modo, sempre que possível, deve ser realizado o estudo seletivo das vertebrais e das carótidas internas, desde que não haja lesão ostial significativa que impeça o seu cateterismo (Fig. 3-8). Além da avaliação dos vasos intracranianos em AP e perfil, é aconselhável obter, como rotina, as incidências em OAD e OAE com inclinação cranial ou caudal, dependendo da posição do colo do aneurisma, uma vez que aneurismas saculares, de difícil definição topográfica (localização e projeção), não são avaliados de forma precisa pelas incidências habituais.[22]

O estudo do aneurisma cerebral deve ter como objetivos determinar sua localização, tamanho e aspecto, orientação do seu colo e relação com os ramos adjacentes (Fig. 3-9). É importante na edição das fotos do exame fornecer um reparo anatômico – como, por exemplo, uma estrutura óssea – para melhor análise da anatomia e facilitação da via de acesso no caso de estar programada uma cirurgia convencional.

A presença de vasoespasmo deve ser anotada já que essa condição tem um pior prognóstico na hemorragia subaracnóidea.

Em algumas situações, uma angiografia rotacional com reconstrução em 3D pode ter valor significativo para a avaliação dos aneurismas, uma vez que, por esta técnica, todas as incidências são analisadas e definidas com uma única injeção de contraste. No entanto, é uma técnica que necessita equipamento especializado, disponível apenas em centros mais avançados de diagnóstico complementar como nos Hospitais da rede LABS D'Or.

O conhecimento prévio de dados clínicos e radiológicos, mediante a Tomografia Computadorizada e Ressonância Magnética, pode indicar o

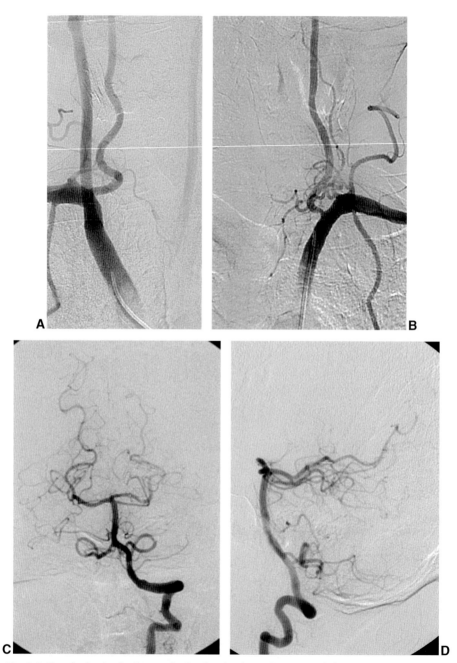

Fig. 3-8. Estudo da circulação vertebrobasilar desde a origem na subclávia (**A** e **B**) até a circulação intracraniana (**C** e **D**).

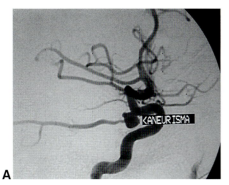 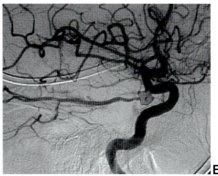

Fig. 3-9. Arteriografia cerebral mostrando aneurisma do sifão carotídeo junto à emergência da artéria comunicante posterior (**A**). Controle após embolização com micromolas (**B**).

provável sítio hemorrágico e direcionar a seqüência dos vasos a serem estudados, devendo-se ser lembrado sempre que o estudo completo (carótidas e vertebrais bilaterais) é imperativo pela possível multiplicidade e associação das lesões (como, por exemplo, aneurismas e malformações arteriovenosas).[23]

Malformações arteriovenosas (MAVs)

As malformações arteriovenosas são lesões vasculares congênitas com alto fluxo, apresentando na sua constituição artérias nutridoras, núcleo propriamente dito *(nidus)* e veias de drenagem.

Na fístula arteriovenosa, há comunicação direta da artéria com a veia, sem a presença do núcleo.

Na arteriografia para estudo de MAVs, também devem ser avaliados tamanho, localização, nutrição, drenagem venosa e patologias associadas, como aneurismas *intra nidus* e aneurismas ditos de hiperfluxo (relacionados com o aumento do fluxo geralmente no ramo nutridor). A aquisição das imagens deve ser obtida em uma seqüência rápida de, no mínimo, 3 quadros/segundo a fim de definir adequadamente as fases arterial, capilar e venosa, permitindo melhor entendimento da lesão.[23]

Tumores cerebrais

No caso dos tumores cerebrais, a indicação da angiografia vem sendo substituída por outros exames radiológicos, como a tomografia computadorizada e ressonância magnética, mas, uma vez diante dessas lesões, angiograficamente, é importante avaliar sua vascularização e seu eventual efeito que a massa provoca nas estruturas adjacentes, principalmente os seios venosos.

Trauma

Em pacientes com suspeita de trauma vascular:

Nos traumatismos contusos da região cervical e base do crânio (Figs. 3-10 a 3-12).

- Na suspeita de lesão inacessível à exploração cirúrgica.
- Na ferida penetrante próxima ao trajeto vascular, sem indicação de exploração imediata.
- No paciente com estabilidade hemodinâmica, diagnosticada a lesão vascular por métodos não-invasivos, como exame pré-terapêutico ao possível tratamento endovascular (indicação atual).

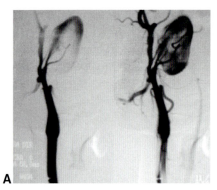
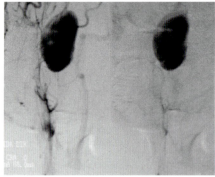

Fig. 3-10. (A e B) Pseudo-aneurisma após acidente com moto. Pré.

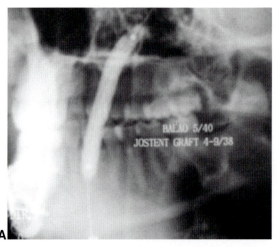
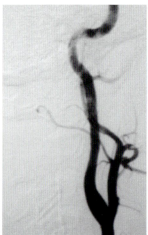

Fig. 3-11. (A e B) Pseudo-aneurisma após acidente com moto. Pós.

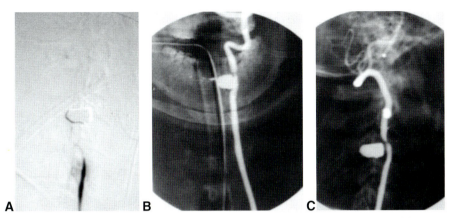

Fig. 3-12. (A-C) PAF na região cervical transfixando a vertebral direita e o canal medular.

Aorta toracoabdominal, vasos ilíacos e ramos viscerais

Aortografia torácica

A aortografia torácica está indicada – quando o diagnóstico não foi conseguido por outros métodos, como a angiorressonância e a angiotomografia – em casos de lesões na origem dos troncos supra-aórticos, lesões por desaceleração (acidente automobilístico), *ductus arteriosus* patente, aneurismas (Fig. 3-13) e dissecções, fístulas arteriovenosas e avaliação de ramos brônquicos e intercostais, estes últimos na pesquisa de fístulas durais torácicas.

Aortografia abdominal

A aorta abdominal começa no hiato diafragmático, no nível da porção inferior de T12, e se estende até L4. Atualmente, a angio-RM e a angio-TC oferecem estudos com resolução adequada para avaliação de várias patologias neste segmento vascular, o que limita a indicação deste exame angiográfico (Fig. 3-14). Na pesquisa do aneurisma aórtico, por exemplo, o exame complementar de eleição é a angio-TC. Constituem indicações relativas para aortografia abdominal: aneurismas, dissecções, estudo de variações anatômicas, estenoses, oclusões aórticas (de origem ateromatosa ou inflamatória), verificar a patência da mesentérica inferior, e ainda, a definição precisa da emergência dos ramos viscerais na aorta (como nas artérias renais). A indicação cada vez mais freqüente é a que se destina à avaliações pré e pós-procedimentos (Fig. 3-17A).

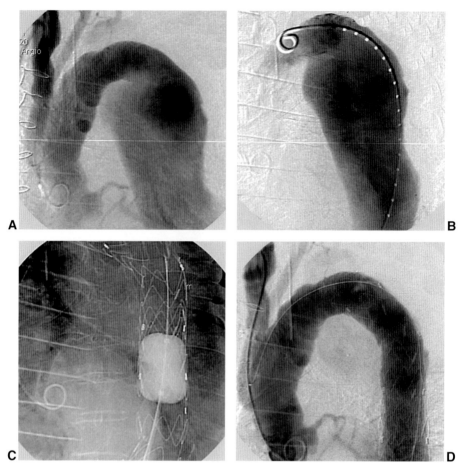

Fig. 3-13. (A e B) Volumoso aneurisma da aorta torácica. (C) Implante e expansão da endoprótese. (D) Controle pós.

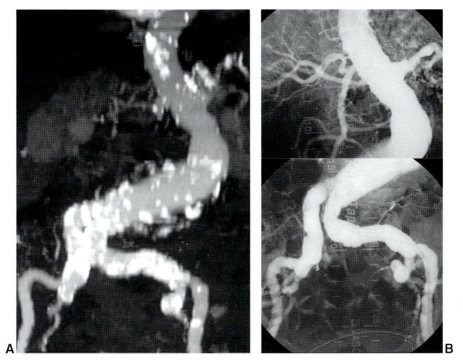

Fig. 3-14. Comparação entre angio-TC (**A**) e aortografia abdominal (**B**).

Vasos ilíacos

No estudo das ilíacas, o cateter é posicionado ao nível de L3 e realizam-se incidências em AP e em oblíquas, para possibilitar melhor avaliação de placas excêntricas e na quantificação das estenoses. Para melhor avaliação das artérias ilíacas internas, a melhor incidência é a oblíqua invertida.

Ramos viscerais

Tronco celíaco e mesentéricas. O tronco celíaco origina-se na porção anterior da aorta, no nível de T12-L1, e fornece como ramos principais a gástrica esquerda, a hepática comum e a esplênica, apresentando variações anatômicas em cerca de 50% da população (Fig. 3-15). A origem da artéria mesentérica superior está cerca de 1–2 cm distal à do tronco celíaco e dá ramos que nutrem o pâncreas e o intestino, desde o duodeno até o cólon transverso (Fig. 3-16). A origem da artéria mesentérica inferior está na porção ântero-lateral esquerda da aorta, no nível de L3, e seus ramos vão nutrir o reto superior, o sigmóide, o cólon esquerdo e parte do cólon transverso.

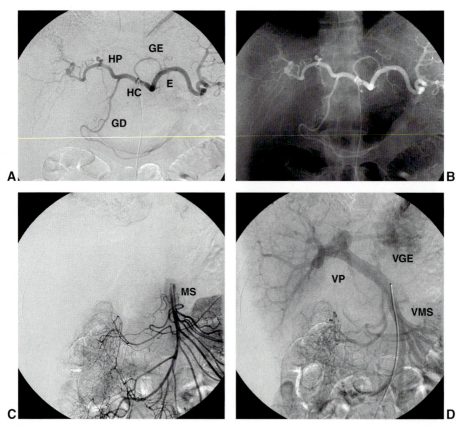

Fig. 3-15. (**A** e **B**) Arteriografia do tronco celíaco. Estudo angiográfico da mesentérica superior nas fases arterial (**C**) e venosa (**D**). MS = Artéria mesentérica superior; VMS = veia mesentérica superior; VGE = veia gástrica esquerda; VP = veia porta; E = artéria esplênica; GE = artéria gástrica esquerda; HC = artéria hepática comum; HP = artéria hepática própria; GD = artéria gastroduodenal.

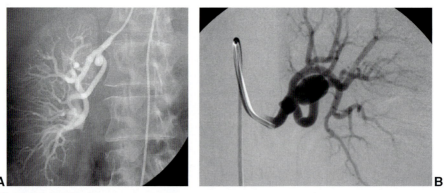

Fig. 3-16. (**A** e **B**) Arteriografia renal para pesquisa de aneurismas.

O estudo da fase venosa dos vasos viscerais permite avaliação do sistema portal. As veias mesentéricas e esplênica se juntam para formar a veia porta que se divide em ramos esquerdo e direito no hilo hepático.

A arteriografia ainda é o padrão-ouro para pesquisa de hemorragia digestiva. São indicações para a angiografia visceral:

- Hemorragia gastrintestinal aguda ou crônica.
- Trauma abdominal penetrante ou não.
- Tumores intra-abdominais.
- Isquemia intestinal aguda ou crônica.
- Hipertensão portal e varizes.
- Anomalias vasculares primárias, como aneurismas, malformações, doença oclusiva ou vasculite.
- Pré e pós-anastomoses porto-sistêmicas.
- Pré e pós-transplantes.
- Pré e pós-procedimentos intervencionistas.

Artérias renais. As artérias renais são ramos laterais da aorta, geralmente no nível entre L1 e L2, imediatamente abaixo da mesentérica superior (1–2 cm). Apresenta variações anatômicas freqüentes tanto no número de artérias quando na existência de bifurcações precoces. A presença de artéria única e sem bifurcação até o hilo renal ocorre somente em 55,3% dos casos.[22]

São indicações de angiografia renal:

- Doença oclusiva renovascular causando hipertensão ou insuficiência renal.
- Trauma vascular renal.
- Anomalias vasculares primárias como aneurismas (Fig. 3-13), malformações, doença oclusiva ou vasculite.
- Tumores renais.
- Hematúria de causa não definida.
- Pré e pós-transplante renal.
- Pré e pós-procedimentos intervencionistas.

Membros superiores e inferiores

Arteriografias

No estudo angiográfico dos membros inferiores, após a punção e a colocação do introdutor, é possível, através deste dispositivo, realizar o exame unilateral da circulação na extremidade que foi puncionada (Fig. 3-17B, C).

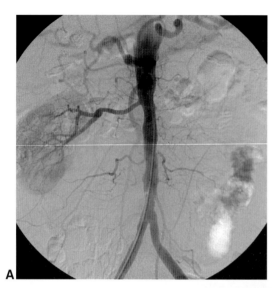

Fig. 3-17. (**A**) Aortografia abdominal. (**B**) Arteriografia do membro inferior direito em equipamento convencional.

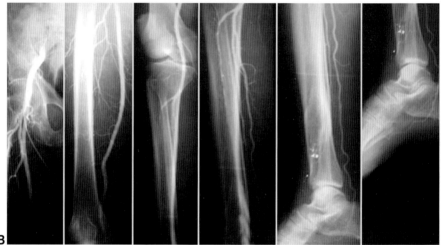

Para definição diagnóstica de malformações ou fístulas arteriovenosas nos membros inferiores, deve-se proceder ao cateterismo seletivo.

O cateterismo seletivo dos vasos nutridores da MAVs é sempre necessário (Fig. 3-18).

Para o exame das artérias dos membros superiores, é preferível que seja utilizada a via femoral, o que permite estudar os troncos arteriais da extremidade a ser examinada desde a artéria subclávia. Se possível, deve-se realizar o cateterismo o mais próximo do vaso a ser estudado, proporcionando ao exame com melhor definição de imagens. As imagens devem ser feitas em duas incidências (AP e perfil).

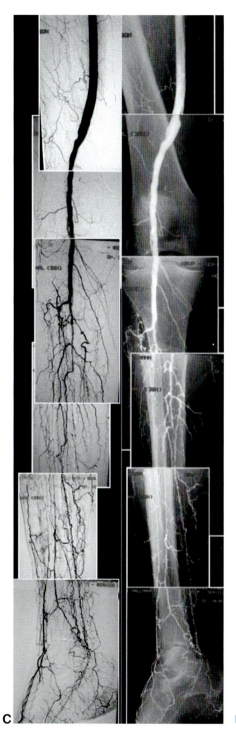

Fig. 3-17 (*Cont.*) (**C**) Com subtração digital.

36 Capítulo 3 • Importância da Angiografia no Diagnóstico...

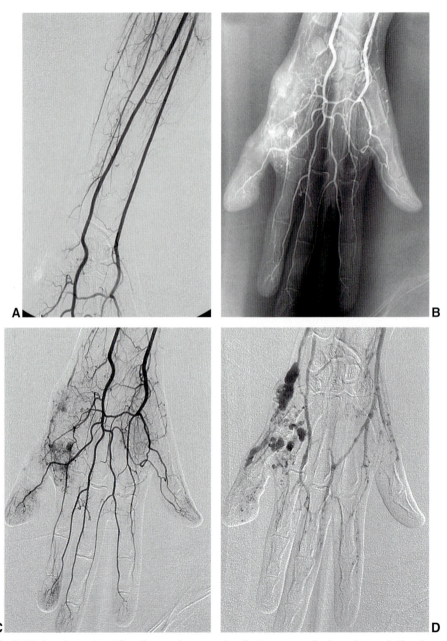

Fig. 3-18. Estudo angiográfico do membro superior direito para avaliação pré-terapêutica de MAV na mão. Estudo do antebraço (**A**) e da mão com referencial ósseo (**B**) e com subtração (**C** e **D**). A angiografia feita com estudo dos tempos arterial (**C**) e venoso (**D**).

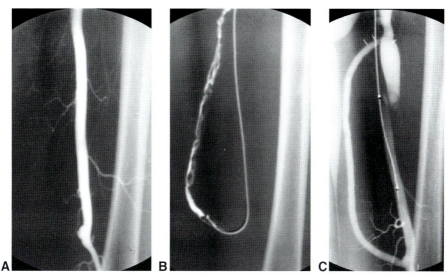

Fig. 3-19. FAV para diálise na coxa esquerda com interposição de PTFE entre a artéria e a veia femoral superficial. Estudo pré (**A**) mostrando oclusão do enxerto. Cateterismo seletivo e *pulse-spray* com rt-PA (**B**). Controle após 6 horas.

Para avaliar as fístulas arteriovenosas destinadas à hemodiálise, é conveniente estudar a vertente arterial, a "própria" FAV e o segmento venoso, até a subclávia. Por vezes, é necessária a insuflação do manguito do esfigmomanômetro colocado além da FAV (para não haver competição de fluxo com as artérias distais do membro), ou, ainda, a compressão da FAV pelo manguito, nos casos de isquemia da mão, para avaliação da circulação distal (Fig. 3-19).

No estudo em pacientes com suspeita de síndrome do desfiladeiro cervicotorácico, é necessário que a injeção de contraste seja realizada com o membro superior em repouso e, a seguir, em hiperextensão com rotação contralateral do pescoço, avaliando compressões no terço médio da subclávia durante as manobras.

NO TRAUMA DOS MEMBROS SUPERIORES E INFERIORES

Os pacientes hemodinamicamente estáveis com suspeita de lesão vascular, sinais clínicos ausentes ou indefinidos e, ainda, com resultados fluxométricos por Doppler inconclusivos devem ser mais bem estudados, realizando-se uma angiografia, de maneira a confirmar ou afastar o diagnóstico e localizar a lesão.

Na presença de lesão vascular óbvia, o paciente deve ser tratado imediatamente, sem perda de tempo, em procedimentos que possam retardar a terapêutica definitiva.

Além de confirmar a presença da lesão, a arteriografia define o local preciso do trauma vascular, auxiliando o cirurgião no seu planejamento terapêutico (Figs. 3-20 a 3-22).

Corroborando as informações citadas anteriormente, o exame por arteriografia deve ser indicado nas seguintes situações:

- Feridas penetrantes próximas ao trajeto vascular, sem hemorragia importante ou isquemia distal.
- Feridas penetrantes em que o agente lesivo acompanha o trajeto vascular por longa extensão, paralelo ao mesmo.
- Feridas perfurocontusas extensas, com suspeita de lesão vascular, sem hemorragia importante.

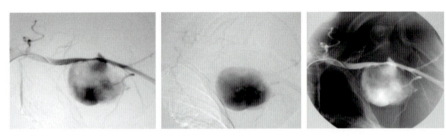

Fig. 3-20. Pseudo-aneurisma da subclávia esquerda.

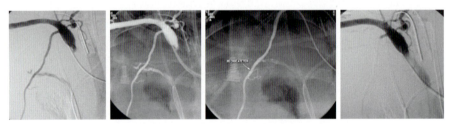

Fig. 3-21. Lesão de mamária direita tratada com cateterismo seletivo (microcateter) e embolização com cola (Histoacryl).

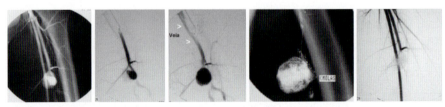

Fig. 3-22. Lesão perfurocortante na coxa produzindo pseudo-aneurisma e fístula arteriovenosa (observar a opacificação precoce de veia). Tratado com cateterismo seletivo do pseudo-aneurisma (microcateter) e injeção de cola, seguido de micromolas.

Rede Labs D'Or

- Feridas contusas, associadas a fraturas, com suspeita de lesão vascular.
- Lesões por carga de chumbo, ou múltiplas lesões por arma de fogo, sem choque hipovolêmico.
- Hematomas volumosos, pulsáteis ou não, sem isquemia distal.
- Suspeita de lesão vascular traumática em paciente com evidências de doença arterial obstrutiva crônica.
- Quando o exame de eco-Doppler apresentar dúvidas com relação ao diagnóstico de lesão vascular.
- Na avaliação pré-terapêutica endovascular (indicação atual).

O acesso preferido é o femoral percutâneo. Para o estudo dos membros superiores, navegamos o cateter tipo JB1 ou H1 sobre o fio-guia até o vaso para o estudo desejado. Por meio do cateterismo seletivo, por injeção manual de cerca de 10 ml, permitimos o exame de boa definição, sempre biplanar, pela mudança de posicionamento do membro. A punção braquial ou axilar, nas lesões traumáticas do membro superior ou da mão, podem ser utilizadas. Normalmente, a punção retrógrada, com a injeção manual de contraste pelo dilatador ou introdutor é suficiente para o exame diagnóstico.

No estudo dos membros inferiores, em caso de trauma vascular, nos vasos do eixo femoropoplíteo, infrapatelar e distal, a punção femoral ipsolateral pode ser realizada. Caso haja indícios de lesão na raiz da coxa, preferimos o cateterismo contralateral com cateteres tipo Cobra, *pig tail* ou Simmons. A bomba injetora é utilizada conforme a preferência do examinador e a resolução do equipamento. Em caso de uso, a injeção de 8 ml/3 ml/s/150 psi, por série, permitem um estudo adequado. As incidências em AP e oblíquas devem ser realizadas conforme a necessidade, para melhor definição dos vasos.

O preparo, o manuseio e o pós-procedimento ao paciente já foram devidamente discutidos.

Lesão vascular importante, além de perda óssea e de partes moles que tornaram o membro incapacitado.

Nos membros superiores, apenas a técnica ascendente é utilizada de rotina, realizada por punção venosa no dorso da mão.

Na técnica ascendente para membros inferiores, conforme sugerida por Kakkar, o indivíduo permanece em posição horizontal na mesa radiológica, não se realizando manobras de inclinação da mesa. O estudo feito dessa maneira é ideal para pacientes impossibilitados de ortostatismo, como acamados e debilitados. Para os demais pacientes, utiliza-se a posição semi-ereta, com a mesa inclinada a cerca de 40°, conforme sugerem Pauli e Rabinov, mantendo-a (Fig. 3-23).

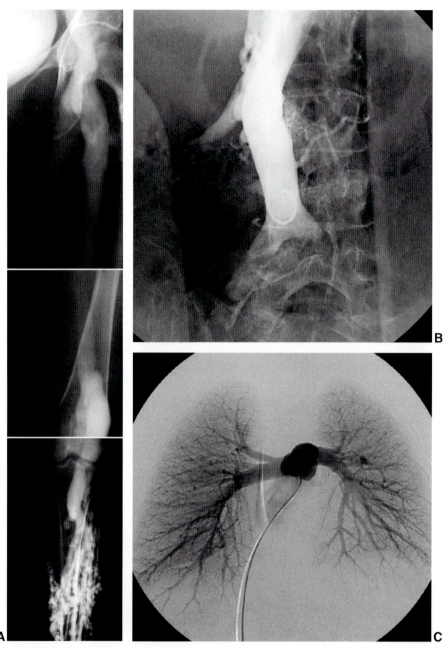

Fig. 3-23. (A) Flebografia ascendente em síndrome pós-flebítica mostrando veias dilatadas pela insuficiência venosa crônica; (B) cavografia inferior; (C) arteriografia pulmonar normal.

A flebografia superficial, que consiste na punção direta do vaso a ser estudado, tem, na prática, pouco uso diagnóstico.

A flebografia dos membros superiores é realizada por punção venosa no dorso da mão ou do punho, com jelco 18 ou 20. Para análise do tronco venoso braquiocefálico, utiliza-se, preferencialmente, a punção nas veias do braço bilateralmente e realiza-se a injeção simultânea de contraste, permitindo a opacificação adequada deste segmento.

Para o estudo das fístulas arteriovenosas em pacientes portadores de insuficiência renal, pode-se puncionar veias distais a FAV e realizar injeção com manguito proximal, ocluindo o fluxo arterial, o que permite a sua visualização adequada. Caso não seja possível essa sua avaliação, é necessário o cateterismo arterial do membro superior e estudo em várias projeções.[4]

CONCLUSÕES

Apesar dos constantes avanços tecnológicos da propedêutica por imagem não-invasiva, principalmente do ecocolor Doppler, da angiotomografia e da angiorressonância, assim como o aprimoramento científico e a grande experiência dos seus examinadores, a arteriografia ainda tem o seu "papel" bem definido, para o preciso diagnóstico das doenças vasculares.

É possível que, em breve, as suas indicações diagnósticas sejam mais restritas. O desenvolvimento da cirurgia endovascular propiciou ao método redesenhar a sua devida importância.

Acreditamos que a utilização dos procedimentos endovasculares no tratamento destas patologias ganharão, a cada dia, mais espaço, tornando-se importantes aliados para o tratamento de pacientes portadores de vasculopatias.

REFERÊNCIAS BIBLIOGRÁFICAS

1. Baum S, Pentecost MJ. *Abrams' angiography interventional radiology*. 2nd ed. Philadelphia: Lippincott, 2006. p. 25-36.
2. Bakal CW. *Vascular and interventional radiology*. New York: Thieme, 2002. p. 16-24.
3. Brito CJ. *Cirurgia vascular*. Rio de Janeiro: Revinter, 2002. p. 25-34.
4. Brum O. *Angiologia básica*. São Paulo: Fundo Editorial Byk, 1989. p. 190-207.
5. Carnevale FC. *Radiologia intervencionista e cirurgia endovascular*. São Paulo: Revinter, 2006. p. 31-44.
6. Dyet JF. *Textbook of endovascular procedures*. Philadelphia: Churchill Livingstone, 2000. p. 31-45.
7. Haimovic H. *Vascular surgery*. New York: Appleton & Lange, 1989. p. 76-93.
8. Hallett JW. *Comprehensive vascular and endovascular surgery*. Boston: Mosby, 2004. p. 23-36.
9. Lasjaunias P. *Surgical neuro-angiography*. Bicêtre: Springer, 2001. p. 17-26.

42 Capítulo 3 ◆ Importância da Angiografia no Diagnóstico...

10. Lobato AC. *Cirurgia endovascular.* São Paulo: Instituto de Cirurgia Vascular e Endovascular de São Paulo, 2006. p. 19-24.
11. Maffei FH. *Doenças vasculares periféricas.* São Paulo: Medsi, 2002. p. 21-32.
12. Martorell F. *Angiología. Enfermedades vasculares.* Barcelona: Salvat Editores, 1972. p. 22-31.
13. Medina JG. *Radiología intervencionista.* Vigo: Marban, 1997. p. 23-33.
14. Moore W. *Endovascular surgery.* California: Saunders, 2001. p. 32-41.
15. Moore WS. *Vascular and endovascular surgery.* California: Saunders, 2006. p. 19-31.
16. Osborn AG. *Diagnostic neuroradiology.* Washington: Mosby, 1994. p. 18-32.
17. Peixoto CCS, Rossi M. *Trauma vascular.* Rio de Janeiro: Revinter, 2006. p. 174-188.
18. Peixoto CCS, Brito CJ. *Cirurgía vascular e endovascular.* Rio de Janeiro: Revinter, 2007. p. 396-416.
19. Rutherford RB. *Vascular surgery.* Colorado: Saunders, 1989. p. 25-36.
20. Savader SJ. *Venous interventional radiology with clinical perspectives.* Indianópolis: Thieme 2000. p. 24-36.
21. Perler BA. *Vascular intervention a clinical approach.* New York: Thieme Medical Publishers, Inc, 1998. p. 21-34.
22. Uflacker R. *Radiologia intervencionista.* São Paulo: Sarvier, 1987. p. 28-41.
23. Uflacker R. *Atlas of vascular anatomy.* Carolina do Sul: Williams & Wilkins, 1997/White RA. *Peripheral endovascular interventions.* California: Mosby, 1996. p. 26-38.
24. Kaufman JA, Lee MJ. *Vascular and interventional radiology: the requisites.* 1st ed. Philadelphia: Mosby, 2004.
25. Castañeda-Zuniga R, *et al. Interventional radiology.* 3rd ed. Baltimore: Williams & Wilkins, 1997.
26. Harjit Singh, *et al.* Quality improvement guidelines for diagnostic arteriography. *J Vasc Interv Radiol* 2003;14:S283-S288.

CAPÍTULO 4
DIAGNÓSTICO VASCULAR POR IMAGEM

Bernardo Massière
Arno von Ristow
Hernandes de Souza Aguiar
Jaime Araujo Oliveira Neto
José Mussa Cury Filho
Marcus Gress
Alberto Vescovi
Marcos Arêas Marques

ANEURISMA DA AORTA ABDOMINAL

O aneurisma de aorta abdominal (AAA) é o tipo mais comum de aneurisma e apresenta elevada tendência à ruptura, o que o torna um significativo problema de saúde pública. Nos Estados Unidos, o AAA roto constitui a 15ª causa de morte e a 10ª causa de morte em homens com mais de 55 anos.[1]

Cerca de 30% a 50% dos pacientes portadores de AAA roto morrem antes de chegar ao hospital. Os casos que chegam vivos evoluem para o óbito em cerca de 40% a 50%; assim, o aneurisma de AAA roto apresenta mortalidade global de 80% a 90%.[2-9]

Embora a mortalidade do tratamento eletivo seja inferior a 5%, na maioria das séries mundiais, os avanços dos últimos 20 anos na técnica cirúrgica e nos cuidados pós-operatórios não reduziram a mortalidade do tratamento do AAA roto.[3] A ruptura de aneurismas aórticos aumenta significativamente os custos do sistema de saúde: uma análise realizada nos EUA estimou que 50 milhões de dólares e 2.000 vidas poderiam ter sido poupadas, caso esses aneurismas tivessem sido tratados eletivamente.[10]

O termo aneurisma é definido como uma dilatação permanente e localizada de um vaso, envolvendo todas as camadas da artéria, apresentando, ao menos, 50% de aumento no diâmetro comparado ao diâmetro esperado. Os aneurismas são comumente descritos como fusiformes ou saculares (dilatações excêntricas). Quanto à sua etiologia, podem ser degenerativos, congênitos ou infecciosos.

Por definição, os AAA supra-renais estendem-se proximalmente às artérias renais, de forma que, para seu tratamento, há necessidade de reimplante de pelo menos uma das artérias renais. O termo justarrenal é empregado para definir os aneurismas que se estendem proximalmente, mas

44 Capítulo 4 • Diagnóstico Vascular por Imagem

não as envolve, e o termo pararrenal descreve os aneurismas, cujo limite proximal atinge o óstio de, pelo menos, uma das artérias renais.

Aneurismas torácicos concomitantes são encontrados em 12% dos pacientes portadores de AAA e aneurismas periféricos da artéria femoral ou poplítea estão presentes em 3,5% dos pacientes.[11,12]

A maior parte dos AAA evolui de forma assintomática, fato esse que explica a dificuldade em sua detecção. Ocasionalmente, os pacientes referem pulsatilidade abdominal. Apesar de a maior parte dos AAA ser potencialmente palpável em um exame clínico rotineiro, a sensibilidade deste depende do diâmetro do AAA, da compleição corporal do paciente, da habilidade do examinador e do foco do exame.[13]

Várias modalidades de imagem estão disponíveis para o diagnóstico complementar do AAA. A ultra-sonografia abdominal modo-B é a menos custosa e a mais freqüentemente empregada, principalmente no diagnóstico inicial. No entanto, a ultra-sonografia não detecta com acurácia a ruptura do AAA, assim como apresenta dificuldades em determinar sua extensão proximal.[14,15]

A tomografia computadorizada (TC) é mais cara que a ultra-sonografia e envolve o uso de radiação e contraste intravenoso, mas oferece maior acurácia na definição do diâmetro.[16] A TC define com precisão a extensão proximal e distal do aneurisma, possibilita análise das artérias ilíacas e oferece informações importantes para o planejamento do tratamento. A TC é particularmente útil para excluir ruptura do AAA em paciente estável, mas sintomático, para definir a morfologia do AAA e para detectar patologias inesperadas, como o aneurisma inflamatório.

A ressonância magnética, além de não empregar radiação ionizante, apresenta acurácia comparável à TC para estabelecer o diagnóstico do AAA. Todavia, permanece controversa sua precisão na aferição das medidas do AAA. A técnica é mais cara que a TC, é menos disponível e menos tolerada por pacientes claustrofóbicos. Entretanto, é particularmente útil em situações nas quais o uso de contraste iodado é contra-indicado, como insuficiência renal e alergia ao iodo.

A maioria dos AAA torna-se sintomática em virtude da ruptura ou expansão aguda. Pacientes portadores de ruptura do AAA experimentam dor abdominal ou lombar de início súbito, que pode irradiar para os flancos ou as virilhas. A maioria dos pacientes portadores de AAA roto apresenta, ao menos, hipotensão transitória, que evolui para choque franco em questão de horas. Ocasionalmente, a ruptura é tão efetivamente contida no retroperitônio que os sintomas podem persistir por dias ou semanas sem hipotensão.

CASO 1

Paciente de 65 anos, coronariopata, dislipidêmico, portador de hipertensão arterial sistêmica, procurou seu clínico geral referindo dor no flanco direito. Foi realizada ultra-sonografia abdominal, que evidenciou a presença de AAA infra-renal. Com a finalidade de avaliar a anatomia do aneurisma, o paciente foi submetido à angiotomografia computadorizada que, além de confirmar a presença de AAA infra-renal, evidenciou a presença de nódulo hepático.

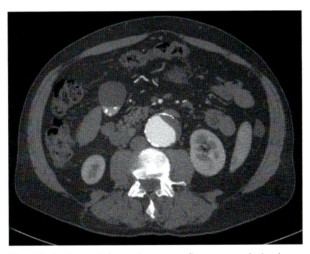

Fig. 4-1. Corte axial de angiotomografia computadorizada, evidenciando a presença de aneurisma de aorta abdominal, com trombo no saco aneurismático e calcificação da parede.

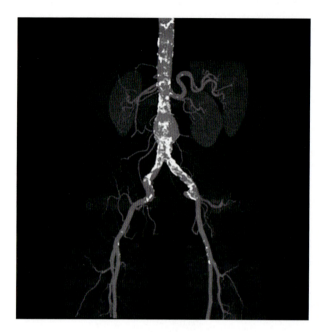

Fig. 4-2. Reconstrução em MIP de angiotomografia computadorizada, demonstrando aneurisma de aorta abdominal infra-renal e a presença de exuberante calcificação.

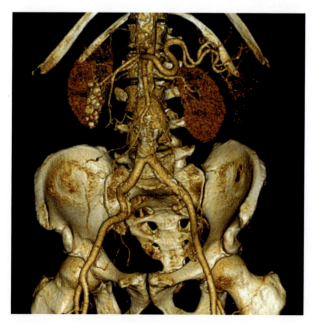

Fig. 4-3. Reconstrução tridimensional de angiotomografia computadorizada, evidenciando aneurisma de aorta abdominal infra-renal e calcificação da parede do aneurisma.

CASO 2

Paciente de 67 anos, tabagista há 30 anos (2 maços/dia), portador de hipertensão arterial sistêmica, submetido à revascularização miocárdica há 2 anos, procurou seu urologista com queixa de poliúria. Após avaliação clínica e suspeita de hiperplasia prostática, foi solicitada a realização de ultra-sonografia abdominal, que demonstrou a presença de aneurisma de aorta abdominal infra-renal. O paciente foi submetido ao tratamento endovascular do aneurisma de aorta abdominal com implante de endoprótese para a sua exclusão.

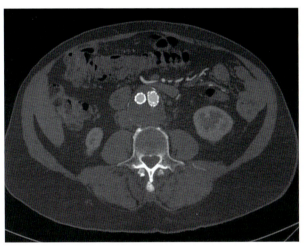

Fig. 4-4. Corte axial de angiotomografia computadorizada, evidenciando a presença de ramos de endoprótese aórtica excluindo o aneurisma da aorta abdominal infra-renal.

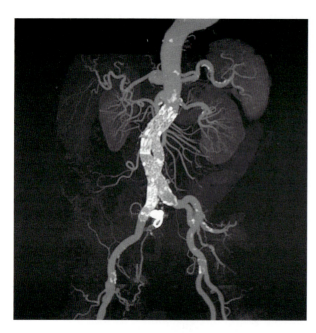

Fig. 4-5. Reconstrução em MIP de angiotomografia computadorizada, demonstrando endoprótese aortobiilíaca, excluindo aneurisma de aorta abdominal infra-renal. Observa-se a presença de molas ocluindo a artéria ilíaca interna direita.

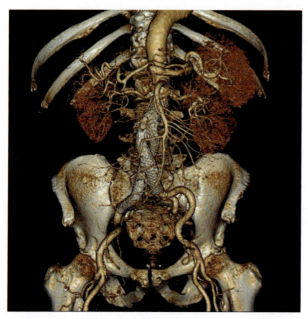

Fig. 4-6. Reconstrução tridimensional de angiotomografia computadorizada, demonstrando endoprótese aórtica, excluindo aneurisma de aorta abdominal infra-renal.

CASO 3

Paciente de 78 anos, coronariopata, apresentou dor lombar, de início súbito, irradiada para ambas as virilhas, associada a distensão abdominal e hipotensão. Ao exame físico, apresentava dor à palpação abdominal e presença de massa palpável. Angiotomografia computadorizada de aorta abdominal demonstrou a presença de AAA roto, associado a volumoso hematoma retroperitoneal.

Nenhuma medida visando à normalização dos níveis tensionais (administração de sangue ou grandes volumes de soluções) deve ser primariamente realizada, uma vez que tais medidas adotadas antes do controle da hemorragia somente aceleram o sangramento. A reposição volêmica é efetuada após o controle do sangramento, no centro cirúrgico.[17-19]

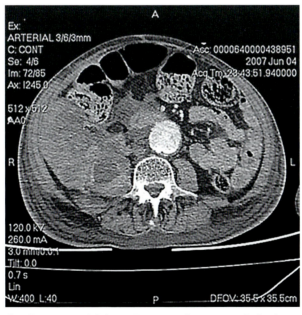

Fig. 4-7. Corte axial de angiotomografia computadorizada, evidenciando a presença de volumoso hematoma retroperitoneal, associado à ruptura de aneurisma de aorta abdominal infra-renal.

ANEURISMA INFLAMATÓRIO DA AORTA ABDOMINAL

O aneurisma inflamatório da aorta abdominal difere do aneurisma degenerativo pelo espessamento da parede da artéria, sobretudo em seus aspectos anterior e lateral. Observam-se a presença de extensa fibrose retroperitoneal e a adesão de estruturas vizinhas, como o duodeno, a veia cava inferior, a veia renal esquerda e os ureteres. Sua etiologia ainda não foi completamente compreendida, sendo identificada na parede do aneurisma a presença de infiltrado inflamatório rico em linfócitos T e monócitos.

Os pacientes portadores do aneurisma inflamatório geralmente apresentam dor abdominal ou lombar, febre, astenia, perda de peso e elevação do VHS. Esses pacientes apresentam, com maior freqüência, história familiar de aneurisma e tabagismo em atividade. A angiotomografia computadorizada revela a presença de um halo tecidual ao redor do aneurisma, que é destacado pelo contraste intravenoso.

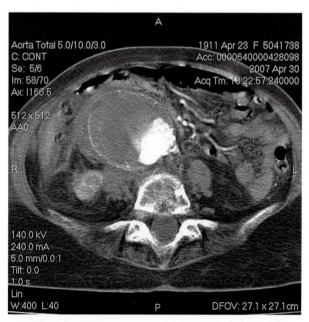

Fig. 4-8. Corte axial de angiotomografia computadorizada, evidenciando aneurisma inflamatório da aorta abdominal.

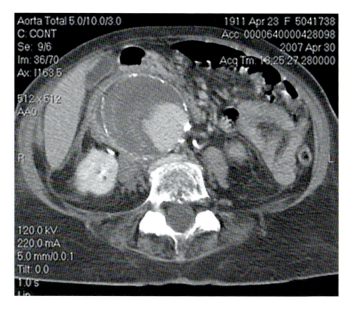

Fig. 4-9. Corte axial em aquisição tardia, evidenciando captação de contraste pela parede espessada do aneurisma.

ANEURISMA DA AORTA TORACOABDOMINAL

A maioria dos aneurismas da aorta toracoabdominal (AATA) é degenerativa e caracterizada pelo adelgaçamento da média com destruição de células musculares lisas e fibras de elastina, infiltração de células inflamatórias e neovascularização.[20,21]

Fica evidente a importância da história familiar na doença aneurismática da aorta, ao observamos que 20% dos pacientes portadores de aneurismas torácicos apresentam um ou mais parentes de primeiro grau portadores da patologia.[22,23] A hipertensão arterial sistêmica é reconhecida como fator de risco para a formação do aneurisma e sua ruptura. Foi demonstrado que a diminuição da força de contração miocárdica (dp/dt) pode diminuir o ritmo de dilatação aórtica dos aneurismas e prevenir roturas.[24] Conseqüentemente, é recomendada a inclusão de agentes bloqueadores β-adrenérgicos no tratamento anti-hipertensivo de pacientes portadores de doença aneurismática. Pacientes tabagistas e portadores de DPOC estão sob maior risco de expansão aneurismática e ruptura.[25,26] Outros fatores associados ao maior risco de ruptura são o sexo e a idade. As mulheres apresentam maior risco de ruptura que os homens, assim como o risco relativo de ruptura aumenta 2,6 × para cada década de idade.[25,27-29]

52 Capítulo 4 • Diagnóstico Vascular por Imagem

A maioria dos aneurismas da aorta toracoabdominal é descoberta de forma incidental, em indivíduos assintomáticos, em radiografia simples de tórax. Entretanto, ao expandir, o aneurisma pode comprimir estruturas adjacentes e causar dor ou desconforto. A queixa mais comum é dor dorsal e/ou lombar crônica mal-definida, que também pode ter apresentação torácica, no flanco ou epigástrica. Mudanças agudas no padrão ou na gravidade da dor podem indicar expansão aguda ou ruptura, podendo haver hipotensão. Rouquidão, resultante da paralisia das cordas vocais, secundária à compressão do nervo laríngeo recorrente esquerdo ou dos nervos vagos, é geralmente observada em volumosos aneurismas da aorta torácica descendente proximal. A compressão da arvore brônquica pode gerar dispnéia e infecção respiratória. A disfagia é uma queixa comum, secundária à compressão esofagiana. É possível haver, também, compressão duodenal, gerando saciedade precoce e perda ponderal. Quadros dramáticos de hemoptise ou hematêmese maciças são resultantes da erosão do aneurisma na árvore traqueobrônquica ou no esôfago. Paraplegia ou paraparesia podem ocorrer secundárias à oclusão aguda de artérias intercostais e/ou espinais. A ruptura é a primeira manifestação clínica em 10% a 20% dos pacientes. O surgimento de dor súbita grave torácica, abdominal ou lombar associada à hipotensão deve levar à suspeita de aneurisma roto.

A angiotomografia computadorizada helicoidal permite a medição precisa dos diâmetros da aorta em imagens axiais, sendo possível a avaliação da aorta ascendente, croça da aorta, aorta torácica e aorta abdominal, possibilitando avaliar a extensão do aneurisma. Na angiotomografia, a aquisição das imagens é realizada durante a fase arterial, após a injeção de bolus de contraste. Ela pode definir o lúmen aórtico, demonstrar a presença de trombo no interior do aneurisma e alterações inflamatórias da parede. Uma avaliação geral de outras vísceras torácicas, abdominais ou pélvicas pode ser feita nesse método diagnóstico. Patologias associadas podem ser detectadas e devidamente estudadas. Essa é a modalidade de eleição para a definição da estratégia terapêutica.

A angiorressonância magnética (ARM) com o emprego de gadolínio é freqüentemente utilizada como método inicial de avaliação em patologias aórticas. Sua principal vantagem sobre a angiotomografia computadorizada é o fato de não utilizar contraste iodado. No entanto, sua resolução espacial é inferior à ATC e não demonstra tão bem a presença de calcificações aórticas e trombos murais. Outros fatores limitantes da ARM são o tempo de aquisição das imagens, claustrofobia, material metálico implantado e maior custo.

A ecografia transesofágica pode oferecer imagens de qualidade da aorta nos segmentos ascendente e torácico descendente. Pode ser realizada à beira do leito ou no centro cirúrgico. No centro cirúrgico, pode oferecer informações anatômicas que auxiliam o cirurgião, além de avaliar a função cardíaca. Como desvantagens, apresenta o fato de ser invasiva e a necessidade de operador experiente no método. A avaliação da aorta é limitada ao segmento supradiafragmático, pelo fato da sonda perder contato com a aorta, ao cruzar a junção gastresofagiana.

CASO 4

Paciente de 74 anos, tabagista, portador de hipertensão arterial sistêmica, referia disfagia aos sólidos. Realizou endoscopia digestiva alta, que evidenciou imagem sugestiva de compressão extrínseca do esôfago. A angiotomografia computadorizada revelou a presença de volumoso aneurisma na aorta torácica descendente e aneurisma de aorta abdominal infra-renal.

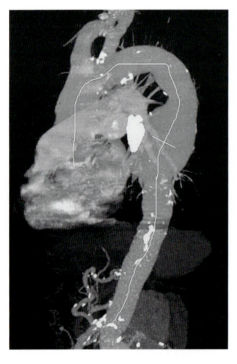

Fig. 4-10. Reconstrução em MIP de angiotomografia computadorizada, evidenciando a presença de aneurisma de aorta torácica descendente.

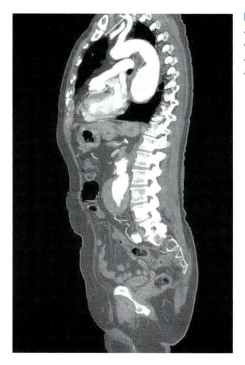

Fig. 4-11. Reconstrução de angiotomografia computadorizada em corte sagital, demonstrando a presença de aneurisma de aorta torácica descendente e aneurisma de aorta abdominal.

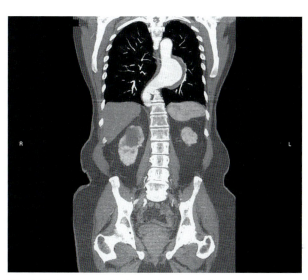

Fig. 4-12. Reconstrução de angiotomografia computadorizada em corte coronal, demonstrando a presença de aneurisma de aorta torácica.

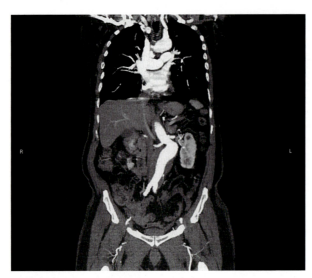

Fig. 4-13. Reconstrução de angiotomografia computadorizada em corte coronal, evidenciando aneurisma de aorta abdominal infra-renal.

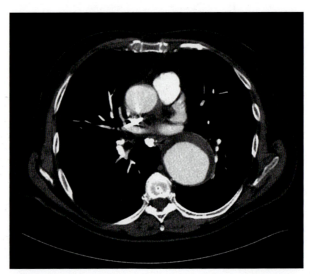

Fig. 4-14. Corte axial de angiotomografia computadorizada, evidenciando aneurisma de aorta torácica descendente com trombo mural.

CASO 5

Paciente de 69 anos, portador de hipertensão arterial sistêmica, coronariopata, tabagista e sedentário. Foi submetido à radiografia de tórax de rotina, que detectou a presença de massa no mediastino. Na angiotomografia computadorizada, foi observada a presença de aneurisma do arco aórtico, com envolvimento da artéria subclávia esquerda.

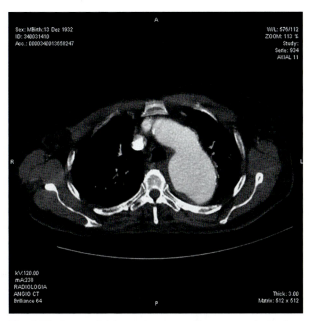

Fig. 4-15. Corte axial de angiotomografia computadorizada, demonstrando a presença de aneurisma do arco aórtico.

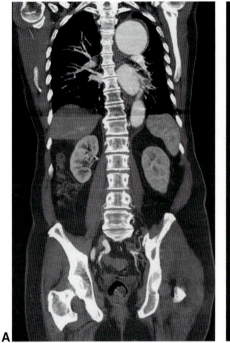 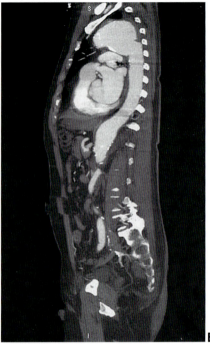

Fig. 4-16. Reconstruções multiplanares de angiotomografia computadorizada, demonstrando aneurisma de arco aórtico nos planos coronal (**A**) e sagital (**B**).

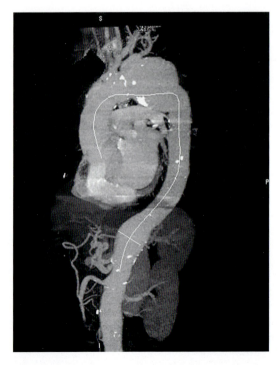

Fig. 4-17. Reconstrução em MIP de angiotomografia computadorizada, revelando aneurisma de arco aórtico com envolvimento da artéria subclávia esquerda. Observar aneurisma de menores dimensões, afetando a aorta descendente distal.

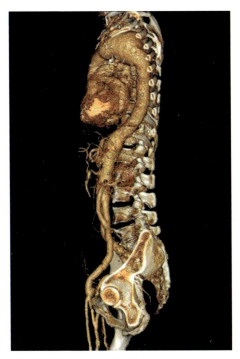

Fig. 4-18. Reconstrução tridimensional de angiotomografia computadorizada, demonstrando aneurisma de arco aórtico.

CASO 6

Paciente de 75 anos, coronariopata, tabagista há 40 anos (3 maços/dia), referia história de dispnéia aos pequenos esforços de caráter progressivo há cerca de 6 meses. Foi realizada angiorressonância magnética, que demonstrou a presença de volumoso aneurisma de aorta toracoabdominal, com compressão de ambos os pulmões e, sobretudo, do brônquio-fonte esquerdo. Foi submetido ao tratamento endovascular do aneurisma com boa evolução e melhora progressiva da função respiratória.

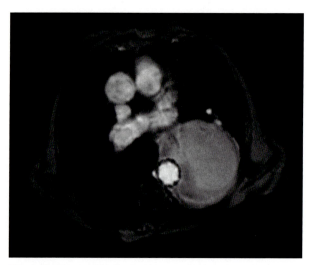

Fig. 4-19. Corte axial de angiorressonância magnética, demonstrando volumoso aneurisma de aorta toracoabdominal, excluso por endoprótese.

DISSECÇÃO DA AORTA

A dissecção aguda da aorta apresenta uma incidência de 5 a 30 casos por milhão por ano.[30-33] A delaminação aórtica pode ser classificada em 2 tipos: quando a laceração intimal ocorre na aorta ascendente (Tipo A) e quando a fenda está localizada na aorta descendente (Tipo B).[34] Os homens são acometidos mais freqüentemente, o pico da incidência na dissecção tipo A ocorre dos 50 aos 60 anos, enquanto na dissecção tipo B ocorre entre 60 e 70 anos. A hipertensão está presente em 70% a 80% dos casos e a semelhança do infarto miocárdico, da morte súbita e dos acidentes cerebrovasculares apresenta um padrão cronobiológico. O surgimento da dissecção aórtica é mais comum das 6 horas às 10 horas da manhã e menos freqüente no verão.[32-39]

O processo de dissecção aórtica é dinâmico e pode ocorrer em qualquer segmento aórtico, havendo um grande espectro de manifestações clínicas associadas. O evento inicial é a ruptura da íntima e da média, sendo que a violação da superfície intimal resulta na formação de um plano de clivagem na média e propagação subseqüente desse por uma distância variável.[40,41] O espaço criado entre as camadas da parede aórtica se torna o falso lúmen. A partir do ponto de entrada, a coluna de sangue pode dissecar proximal ou distalmente, como conseqüência do gradiente hidrodinâmico entre os lumens verdadeiro e falso. A presença do retalho de íntima (conhecido pelo termo em inglês *flap*) representa o septo íntimo-medial entre os lumens verdadeiro e falso, constituindo a característica patológica mais comum na dissecção aórtica aguda.[42,43]

Existem evidências que sugerem que as ruturas intimais ocorrem em segmentos da aorta sujeitos a elevado dP/dt e flutuações pressóricas. Durante o ciclo cardíaco, o coração gera estresse na parede aórtica, que é mais acentuado na croça da aorta e na primeira porção da aorta torácica descendente. Além disso, o fluxo sistólico gera energia potencial na parede aórtica, que é utilizada durante a diástole. A combinação da elasticidade e mobilidade da aorta frente ao dP/dt pode resultar na ruptura intimal e subseqüente propagação da dissecção.[44]

Doenças da aorta, como valva aórtica bicúspide, coarctação da aorta, ectasia ânulo-aórtica, anomalias cromossomiais (síndrome de Turner e síndrome de Noonan), hipoplasia do arco aórtico, arterite aórtica e doenças hereditárias (síndrome de Marfan e síndrome de Ehlers-Danlos), constituem fatores de risco para o desenvolvimento da dissecção aguda da aorta.[32,33,45]

As manifestações clínicas da dissecção aórtica aguda são diversas, sendo o sintoma mais comum a presença de forte dor lacerante, torácica ou lombar, de início súbito. Alguns autores associam a dor descrita como torácica anterior com irradiação para o membro superior, pescoço ou para a mandíbula ao tipo A, e a dor de localização interescapular ao tipo B. A presença de dor abdominal deve elevar o nível de suspeição quanto ao envolvimento dos vasos mesentéricos.[46]

A síncope pode estar associada ao surgimento da dissecção aórtica aguda e sua presença geralmente denuncia a presença de tamponamento cardíaco ou envolvimento dos troncos supra-aórticos.[47] A isquemia da medula espinal secundária à interrupção do fluxo sanguíneo intercostal é mais comum na dissecção tipo B.[48] A presença de déficit de pulsos é mais

62 Capítulo 4 • Diagnóstico Vascular por Imagem

comum quando há envolvimento do arco aórtico ou da aorta toracoabdominal. Sua presença está associada a déficit neurológico, coma, hipotensão ou isquemia dos membros inferiores.[49]

Apesar da grande evolução dos métodos terapêuticos, a dissecção de aorta permanece sendo uma doença letal. Um estudo populacional longitudinal demonstrou mortalidade pré-hospitalar de 21%. A mortalidade da dissecção aórtica aguda tipo A não-tratada excede 22,7% em 6 horas, 50% em 24 horas e 68% em 1 semana.[50] Quando a aorta ascendente está envolvida, a mortalidade é relacionada com eventos cardiovasculares centrais, como hemopericárdio, regurgitação aórtica aguda e comprometimento dos óstios coronarianos.[51,52] A mortalidade na fase aguda dos casos em que não há envolvimento da aorta ascendente é relacionada com isquemia visceral, isquemia dos membros inferiores ou ruptura.[53,54]

O hematoma parietal aórtico e a úlcera penetrante aórtica são entidades que, muitas vezes, confundem-se no espectro das patologias aórticas. Apresentam em comum a presença de violação intimal, com o fluxo sanguíneo propagando-se entre as camadas da parede aórtica. O hematoma parietal é caracterizado pela ausência de fissura intimal identificável e a presença de coluna em crescente de sangue coagulado, no plano de clivagem criado entre as camadas parietais. O quadro clínico é semelhante à dissecção aórtica, confundindo-se com ela, apresentando o paciente súbita dor torácica ou lombar.[55-58]

A angiografia já foi considerada o padrão-ouro para o diagnóstico da dissecção aórtica, sendo substituída por métodos de imagem axiais. Consome tempo, é invasiva, apresenta risco de nefropatia induzida pelo contraste e custosa.[59,60] A ecografia transesofágica apresenta como vantagens o fato de poder ser realizada, à beira do leito, a disponibilidade e a capacidade de detectar a fissura intimal, o fluxo no falso lúmen, envolvimento dos arcos aórtico e coronariano, regurgitação valvar aórtica e efusão pericárdica. Suas principais limitações são a área cega na aorta ascendente distal, gerada pela traquéia e pelo brônquio-fonte esquerdo e a impassibilidade de avaliação distal ao diafragma.[61]

A ressonância magnética (RM) apresenta sensibilidade e especificidade para o diagnóstico da dissecção aórtica que varia de 95% a 100%. Pode detectar a fissura intimal, definir a extensão da dissecção e o acometimento dos ramos, além de diferenciar o lúmen falso do verdadeiro. Suas limitações são a indisponibilidade do método, o longo período de tempo para sua realização e a dificuldade de monitorização de pacientes críticos no ambiente de RM.[62,63]

A tomografia computadorizada é um método disponível, pouco invasivo, com sensibilidade de 83% a 95% e especificidade de 87% a 100%

para o diagnóstico da dissecção aórtica. Sua principal limitação está na avaliação da aorta ascendente, em que a sensibilidade diminui para 80%. Aqui, é possível associar a ecografia transesofágica para superar essa dificuldade. Permite identificação do *flap* intimal, da extensão dos lumens verdadeiros e falsos, além de patologias associadas.[64-66]

CASO 7

Paciente de 67 anos, tabagista, coronariopata, portador de hipertensão arterial sistêmica, foi admitido na emergência do Hospital Quinta D'Or com história de dor interescapular com cerca de 6 horas de evolução e apresentando crise hipertensiva. Avaliação cardiológica inicial excluiu a presença de síndrome coronariana aguda, sendo realizada angiotomografia computadorizada, que demonstrou a presença de dissecção aórtica tipo III. Foi internado na unidade coronariana, sendo submetido ao controle do duplo produto, apresentando boa evolução com desaparecimento da dor.

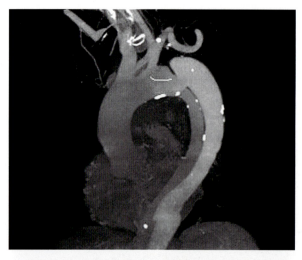

Fig. 4-20. Reconstrução de angiotomografia computadorizada, evidenciando dissecção aórtica tipo III. Observamos a comunicação entre os lumens falso e verdadeiro no segmento distal da croça da aorta.

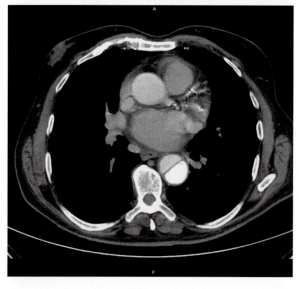

Fig. 4-21. Corte axial de angiotomografia computadorizada ao nível da aorta torácica descendente, demonstrando a presença de dissecção aórtica.

CASO 8

Paciente de 64 anos, portador de hipertensão arterial sistêmica, hiper-homocisteinemia e tabagista, procurou a emergência do Hospital Quinta D'Or referindo forte dor torácica posterior. Submetido ao protocolo de investigação de dor torácica, foi excluída a presença de síndrome coronariana aguda, sendo solicitada a realização de angiotomografia computadorizada, a qual demonstrou a presença de úlcera penetrante na aorta torácica descendente.

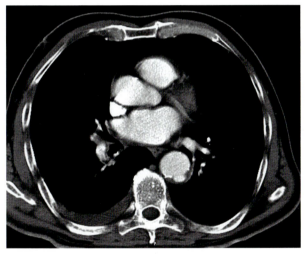

Fig. 4-22. Corte axial de angiotomografia computadorizada, evidenciando úlcera penetrante da aorta torácica descendente.

CASO 9

Paciente de 77 anos, portador de hipertensão arterial sistêmica e tabagista, foi admitido na emergência do Hospital Copa D'Or com queixa de dor torácica irradiada para o dorso. Ao exame, apresentava-se sudoreico, pálido, taquipnéico, taquicárdico e pressão arterial de 220 × 110 mmHg. Observou-se à angiotomografia computadorizada a presença de hematoma aórtico estendendo-se da artéria subclávia esquerda à aorta abdominal.

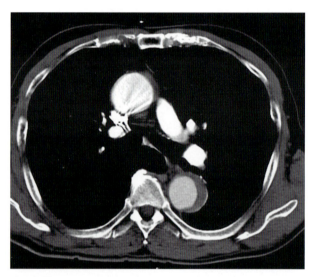

Fig. 4-23. Corte axial de angiotomografia computadorizada, evidenciando a presença de hematoma aórtico ao nível da aorta torácica descendente.

TRONCOS SUPRA-AÓRTICOS

A doença cerebrovascular é maior causa de incapacitação de adultos nos Estados Unidos e a segunda causa de morte no mundo. Anualmente, cerca de 15 milhões de pacientes recebem o diagnóstico de acidente vascular encefálico (AVE) ao redor do globo. Nos próximos anos, a incidência de AVE aumentará dramaticamente, tendo em vista o progressivo envelhecimento da população.[67,68]

Aproximadamente 20% a 30% de todos os infartos isquêmicos são devido a lesões ateroscleróticas dos troncos arteriais supra-aórticos ou das principais artérias intracranianas. A placa aterotrombótica pode gerar estenose progressiva, resultando em turbulência, diminuição do fluxo e pressão, ou embolização distal. Todos esses fatores, associados ou isolados, podem gerar lesão isquêmica encefálica.[69]

Rede Labs D'Or

A maioria dos pacientes portadores de doença aterosclerótica extra-craniana procura assistência especializada pela descoberta de sopro caro-tídeo assintomático ou por apresentarem AVE ou ataque isquêmico transi-tório (AIT). A realização de procedimentos cirúrgicos ou endovasculares no contexto da doença cerebrovascular é indicada para o alívio dos sinto-mas e para a prevenção do AVE pelo tratamento da lesão crítica em artéria extracraniana. Para obtermos aumento da expectativa de vida e manuten-ção da qualidade de vida dos pacientes portadores de doença cerebrovas-cular, foi demonstrado que a abordagem agressiva da doença cerebrovas-cular apenas pode ser justificada quando realizada com baixas taxas de morbidade e mortalidade.[70,71,73,74]

Em cerca de 75% dos casos, a estenose carotídea é assintomática, fato este que demonstra a importância da busca ativa pelo diagnóstico. Tanto para lesões assintomáticas como para lesões sintomáticas, o risco de AVE aumenta diretamente com o grau de estenose. A incidência anual de AVE é de cerca de 1% a 2% em pacientes portadores de estenoses carótidas as-sintomáticas compreendidas entre 50% a 75%, 6% ao ano em estenoses compreendidas entre 75% a 90% e superior a 8% ao ano em pacientes portadores de estenoses maiores a 90%.[75]

O desenvolvimento de métodos de diagnóstico não-invasivos aplica-dos à doença cerebrovascular permite que realizemos diagnósticos em um universo maior de pacientes. Até a presente data, nenhum estudo clí-nico comparou a arteriografia (o padrão-ouro do diagnóstico, embora in-vasivo) as 3 modalidades não-invasivas (Dúplex, Angiotomografia e Angi-orressonância).

A angiotomografia foi favoravelmente comparada à angiografia por al-guns autores. Ao avaliar-se o grau de estenose carotídea, foi observada acurácia de 96%, sensibilidade de 88% e especificidade de 100%.[76]

Estudos recentes de angiorressonância demonstram bons resultados na aplicação da técnica ao estudo das carótidas. A angiorressonância apresenta a vantagem de estudar as artérias intracranianas e avaliar a pre-sença de lesões seqüenciais. Estudo comparando angiorressonância e ar-teriografia observou concordância em 93% das lesões carotídeas com es-tenose compreendida entre 70% a 99%.[77]

CASO 10

Paciente de 62 anos, portadora de hipertensão arterial sistêmica, diabetes *mellitus* tipo 2 e dislipidemia, apresentava estenose carotídea esquerda de 80%, não referindo queixas. Procurou cirurgião vascular que a explicou da necessidade de ser submetida ao tratamento para tal lesão. No entanto, a paciente relatou desejar ser submetida ao tratamento apenas após o retorno de cruzeiro que ingressaria em uma semana. Às vésperas de embarcar, procurou seu médico relatando parestesia e paresia no membro inferior esquerdo. Foi submetida à ressonância magnética, que demonstrou a presença de área isquêmica no lobo parietal esquerdo e oclusão da artéria carótida interna esquerda.

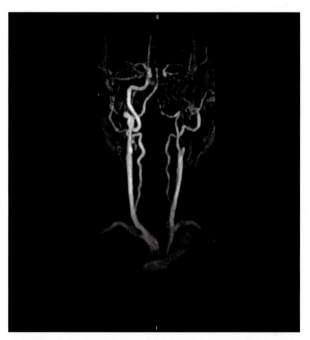

Fig. 4-24. Reconstrução de angiorressonância magnética, demonstrando a oclusão da artéria carótida interna esquerda.

CASO 11

Paciente de 69 anos, coronariopata, portador de diabetes *mellitus*, hipertensão arterial sistêmica, insuficiência renal e síndrome isquêmica dos membros inferiores, apresentava história de hemiparesia do dimídio direito de caráter transitório e apresentou remissão completa do sintoma.

Submetido à angiorressonância, observamos a presença de doença aterosclerótica cerebral difusa e estenose carotídea esquerda associada à lesão crítica no sifão carotídeo.

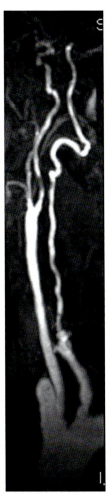

Fig. 4-25. Reconstrução de angiorressonância magnética, demonstrando múltiplas irregularidades na artéria vertebral esquerda e estenoses críticas no segmento proximal da artéria carótida interna esquerda e no sifão carotídeo esquerdo.

CASO 12

Paciente de 72 anos com história de claudicação do membro superior esquerdo ao realizar tarefas como escovar os dentes, referia, ainda, vertigem. Ao exame físico, apresentava lentificação do enchimento capilar no membro superior esquerdo, ausência de pulsos radial e ulnar, diminuição da amplitude do pulso braquial esquerdo, além de sopro infraclavicular esquerdo. Dúplex arterial demonstrou aumento da velocidade no segmento proximal da artéria subclávia esquerda, além da inversão da direção do fluxo da artéria vertebral esquerda, compatível com síndrome de furto subclávio. Realizamos angiotomografia, que confirmou a presença de estenose crítica no segmento inicial da artéria subclávia esquerda.

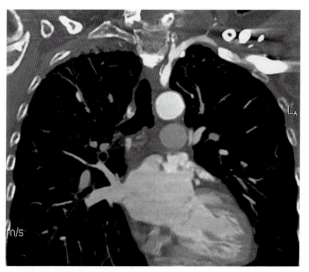

Fig. 4-26. Corte coronal de angiotomografia computadorizada, demonstrando estenose no segmento proximal da artéria subclávia esquerda.

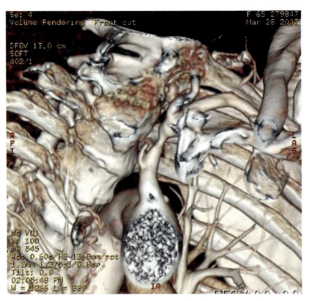

Fig. 4-27. Reconstrução tridimensional, demonstrando estenose no segmento proximal da artéria subclávia esquerda.

CASO 13

Paciente de 75 anos, coronariopata, DPOC, tabagista em atividade, apresentava histórico de episódios recorrentes de síncope e queixa de astenia. Ao exame físico, apresentava sopro sistólico infraclavicular bilateralmente. Submetemos a paciente à angiotomografia computadorizada, sendo evidenciada a presença de estenoses nas origens do tronco braquiocefálico, carótida comum esquerda e subclávia esquerda. A paciente foi submetida ao tratamento endovascular das lesões com implante de *stents* na origem dos troncos supra-aórticos.

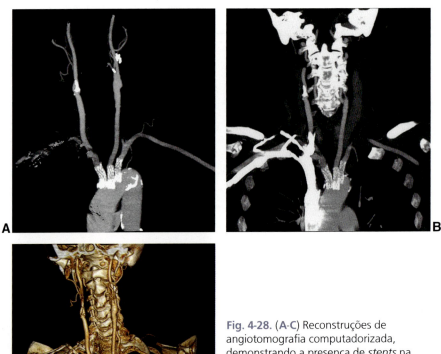

Fig. 4-28. (A-C) Reconstruções de angiotomografia computadorizada, demonstrando a presença de *stents* na origem de tronco braquiocefálico, artéria carótida comum esquerda e artéria subclávia esquerda. A bifurcação carotídea esquerda havia sido submetida à endarterectomia 2 anos antes.

DOENÇA ARTERIAL OBLITERATIVA PERIFÉRICA

A doença arterial obliterativa periférica (DAOP) pode manifestar-se de diferentes formas, seja doença assintomática, claudicação intermitente ou isquemia crítica. A maioria dos pacientes é assintomática ou apresenta manifestações clínicas leves. De forma geral, aproximadamente 1 a cada 4 pacientes queixa-se de agravamento dos sintomas ao longo do tempo.[79,80,81]

Os pacientes que necessitam ser submetidos à revascularização dos membros inferiores apresentam, freqüentemente co-morbidades clínicas associadas, incluindo diabetes *mellitus*, DPOC e insuficiência renal. Particularmente, existe elevada incidência de insuficiência coronariana em conjunto com essa patologia. A incidência do infarto agudo do miocárdio associada à revascularização dos membros inferiores varia de 2% a 6,5%.[82]

Na maior parte dos casos, a realização de uma anamnese detalhada e um exame físico cuidadoso pode estabelecer o diagnóstico sindrômico e topográfico de doença arterial obstrutiva. Em homens, a descrição de claudicação intermitente em ambos os membros inferiores, diminuição da potencia sexual e redução ou ausência dos pulsos femorais define a clássica síndrome de Leriche.[83]

A aparência dos membros inferiores também pode oferecer informações sobre a extensão e a gravidade da DAOP. A perda dos pêlos, rarefação e ressecamento cutâneo, espessamento das unhas, edema do membro inferior secundário a posição antálgica e úlceras são manifestações clínicas da síndrome isquêmica dos membros inferiores.

A angiografia é, classicamente, a modalidade de imagem mais empregada na avaliação da DAOP. Embora a árvore arterial possa ser avaliada de forma rápida, é um método invasivo, que demanda cateterismo ou punção arterial. A angiotomografia computadorizada, com equipamentos de múltiplos detectores *(multi-slice)* e a angiorressonância magnética permitem avaliação completa e não-invasiva das artérias dos membros, incluindo os vasos distais, sem necessidade de punção arterial. Vários estudos têm demonstrado taxas de correlação com angiografia convencional que garantem confiabilidade a esses métodos. No entanto, devemos ressaltar que os melhores resultados são obtidos nos setores aortoilíaco e femoropoplíteo.[84]

CASO 14

Paciente de 58 anos, tabagista, portador de hipertensão arterial sistêmica, dislipidemia e hiper-homocisteinemia, relatava queixa de claudicação intermitente dos membros inferiores para cerca de 150 metros. Ao exame físico, apresentava pulsos femorais diminuídos, pulsos poplíteos e distais ausentes, presença de sopros abdominal e femoral bilateral. Realizou angiotomografia de aorta abdominal e membros inferiores, que evidenciou a presença de múltiplas estenoses nos setores aortoilíaco e femoropoplíteo, além de oclusão dos troncos arteriais infrapatelares.

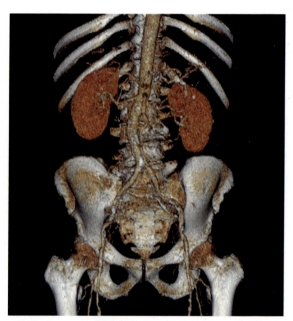

Fig. 4-29. Reconstrução de angiotomografia computadorizada, evidenciando a presença de múltiplas placas calcificadas no setor aortoilíaco.

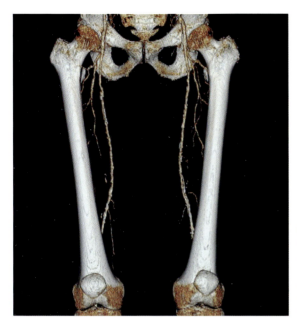

Fig. 4-30. Reconstrução tridimensional de angiotomografia computadorizada, demonstrando múltiplas irregularidades parietais no setor femoropoplíteo.

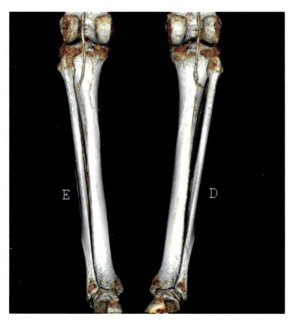

Fig. 4-31. Reconstrução tridimensional de angiotomografia computadorizada, demonstrando estenoses difusas no setor infrapatelar e oclusão dos troncos arteriais no terço médio da perna.

CASO 15

Paciente de 36 anos, tabagista, portadora de dislipidemia referia claudicação intermitente de glúteos, coxas e panturrilhas ao deambular distâncias inferiores a 100 metros. Ao exame físico, apresentava pulsos femorais diminuídos e ausências de pulsos poplíteos, tibiais posteriores e pediosos. Realizou angiorressonância magnética, que demonstrou a presença de oclusão de aorta infra-renal e artérias ilíacas comuns. Realizamos revascularização endovascular aortoilíaca bilateral, reconstruindo a bifurcação aórtica empregando *stents* auto-expansíveis.

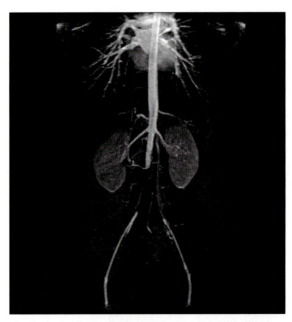

Fig. 4-32. Angiorressonância magnética, demonstrando oclusão da aorta abdominal infra-renal e das artérias ilíacas comuns.

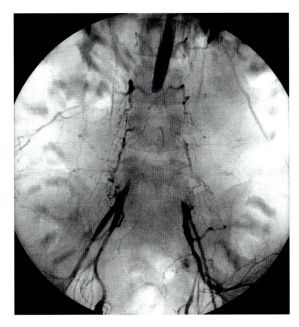

Fig. 4-33. Arteriografia, evidenciando a presença de oclusão da aorta abdominal infra-renal e das artérias ilíacas comuns.

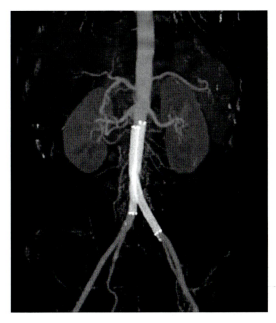

Fig. 4-34. Reconstrução em MIP de angiotomografia computadorizada, demonstrando presença de *stents* implantados na aorta abdominal e nas artérias ilíacas.

Capítulo 4 • Diagnóstico Vascular por Imagem

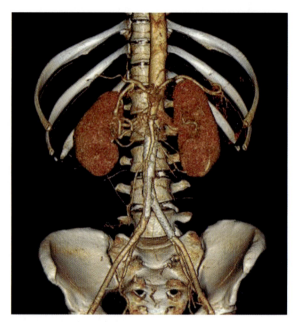

Fig. 4-35. Reconstrução tridimensional de angiotomografia computadorizada, demonstrando presença de *stents* implantados na aorta abdominal e nas artérias ilíacas.

REFERÊNCIAS BIBLIOGRÁFICAS

1. Silverberg E, Boring CC, Squires TS. Cancer statistics. *Cancer* 1990;40:9.
2. Bengtsson H, Bergqvist D. Ruptured abdominal aortic aneurysm: a population based study. *J Vasc Surg* 1993;18:74.
3. Heller J, Weinberg A, Arons R, et al. Two decades of abdominal aortic aneurysm repair: have we made any progress? *J Vasc Surg* 1999;30:922.
4. Adam DJ, Mohan IV, Stuart WP, et al. Community and hospital outcome from ruptured abdominal aortic aneurysm within the catchment area of a regional vascular surgical service. *J Vasc Surg* 1999;30:922.
5. Hallin A, Bergqvist D, Holmberg L. Literature review of surgical management of abdominal aortic aneurysm. *Eur J Vasc Endovasc Surg* 2001;22:197.
6. Bown MJ, Sutton AJ, Bell PR, Sayers RD. A meta-analysis of 50 years of ruptured abdominal aortic aneurysm repair. *Br J Surg* 2002;89:714.
7. Ernst CB. Abdominal aortic aneurysm. *N Engl J Med* 1993;328:1167.
8. Heikkinen M, Salenius JP, Auviven O. Ruptured abdominal aortic aneurysm in a well-defined geographic area. *J Vasc Surg* 2002;36:291.
9. Kantonen I, Lepantalo M, Brommels M, et al. Mortality in ruptured abdominal aortic aneurysm. The Finnvasc Study Group. *Eur J Vasc Endovasc Surg* 1999;17:208.
10. Pasch AR, Ricotta JJ, May AG, et al. Abdominal aortic aneurysm: the case for elective resection. *Circulation* 1984;70(Suppl I):I-1.
11. Crawford ES, Cohen ES. Aortic aneurysm: a multifocal disease. Presidential address. *Arch Surg* 1982;117:1393.

12. Dent TL, Lindenauer SM, Ernst CB, Fry WJ. Multiple arteriosclerotic arterial aneurysm. *Arch Surg* 1972;105:338.
13. Lederle FA, Walker JM, Reinke DB. Selective screening for abdominal aortic aneurysm with physical examination and ultrassound. *Arch Intern Med* 1988;148:1753.
14. Shuman WP, Hastrup WJ, Kohler TR, *et al.* Suspected leaking abdominal aortic aneurysm: use of sonography in the emergency room. *Radiology* 1988;168:117.
15. Pavone P, Di Cesare E, Di Renzi P, *et al.* Abdominal aortic aneurysm evaluation: comparison of US, CT, MRI and angiography. *Magn Reson Imaging* 1990;8:199.
16. Jaakkola P, Hippelainen M, Farin P, *et al.* Interobserver variability in measuring the dimensions of the abdominal aorta: comparison of ultrasound and computed tomography. *Eur J Vasc Endovasc Surg* 1996;12:230.
17. Bonamigo T, Ristow AV. (Eds.). *Aneurismas*. Rio de Janeiro: DiLivros, 2000. 283 p.
18. Ristow AV, Coelho RP, Cury JM Filho, Pedro C. Aneurismas rôtos da aorta abdominal. In: Alves JG. (Ed.). *Emergências clínicas*. Rio de Janeiro: Rubio, 2007. p. 207-15.
19. Ristow AV, Pedron C, Gress MHT, Vescovi A, Massière BV. Tratamento do AAA pela técnica endovascular. In: Brito CJ. *Cirurgia vascular*. Rio de Janeiro: Revinter, 2007. p. 1225-1304.
20. Ailawadi G, Eliason JL, Upchurch GR Jr. Current concepts in the pathogenesis of abdominal aortic aneurysm. *J Vasc Surg* 2003;38:584.
21. Lopez-Candalez A, Holmes DR, Liao S, *et al.* Decreased vascular smooth muscle cell density in medial degeneration of human abdominal aortic aneurysm. *Am J Pathol* 1997;150:993.
22. Pan JH, Lindholt JS, Sukhova GK, *et al.* Macrophage migration inhibitory factor is associated with aneurismal expansion. *J Vasc Surg* 2003;37:628.
23. Biddinger A, Rocklin M, Coselli J, *et al.* Familial thoracic aortic dilatations and dissections: a case control study. *J Vasc Surg* 1997;25:506.
24. Coady MA, Davies RR, Roberts M, *et al.* Familial patterns of thoracic aortic aneurysm. *Arch Surg* 1999;134:361.
25. Hasham SN, Willing MC, Guo DC, *et al.* Mapping a locus for familial thoracic aortic aneurysms and dissections (TAAD2) to 3p24-25. *Circulation* 2003;107:3184.
26. Wheat MW Jr, Palmer RF. Dissecting aneurysms of the aorta: Present status of drug *versus* surgical therapy. *Prog Cardiovasc Dis* 19681;1:198.
27. Juvonen T, Ergin MA, Galla JD, *et al.* Prospective study of the natural history of thoracic aortic aneurysms. *Ann Thorac Surg* 1997;63:1533.
28. Lindholt JS, Jorgensen B, Fasting H, *et al.* Plasma levels of plasmin-antiplasmin-complexes are predictive for small abdominal aortic aneurysms expanding to operation-recommendable sizes. *J Vasc Surg* 2001;34:611.
29. Ergin MA, Spielvogel D, Apaydin A, *et al.* Surgical treatment of the dilated ascending aorta: when and how? *Ann Thorac Surg* 1999;67:1834.
30. Kouchoukos NT, Dougenis D. Surgery of the thoracic aorta. *N Engl J Med* 1997;336:1876-1888.
31. Pate JW, Richardson RL, Eastridge CE. Acute aortic dissection. *Am Surg* 1976;42:395-404.
32. Spitell PC, Spitell J, Joyce JW. Clinical features and differential diagnosis of aortic dissection: experience with 236 cases. *Mayo Clin Proc* 1993;68:897-903.
33. Hagan PG, Nienaber CA, Isselbacher EM, *et al.* The International Registry of Acute Aortic Dissection (IRAD): new insights into an old disease. *JAMA* 2000;283:897-903.
34. Auer J, Berent R. Aortic dissection: Incidence, natural history, and impact of surgery. *J Clin Basic Cardiol* 2000;3:151-154.
35. Kobza R, Ritter M, Seifert B, Jenni R. Variable seasonal peaks for different types of aortic dissection? *Heart* 2002;88:640.

36. Willich SN, Levy D, Rocco MB, *et al.* Circadian variations in the onset of acute myocardial infarction and efficacy of thrombolytic therapy. *J Am Coll Cardiol* 1996;27:774-778.
37. Kono T, Mortia H, Nashima T, *et al.* Circadian variations in the onset of acute myocardial infarction and efficacy of thrombolytic therapy. *J Am Coll Cardiol* 1996;27:774-778.
38. Mehta RH, Manfredini R, Hassan F, *et al.* Chronobiological patterns of acute aortic dissection. *Circulation* 2002;106:1110-1115.
39. Khan IA, Nair CK. Clinical, diagnostic and management perspectives of aortic dissection. *Chest* 2002;122:311-328.
40. Wilson SK, Hutchins GM. Aortic dissecting aneurysm: causative factors in 204 subjects. *Arch Pathol Lab Med* 1982;106:175-180.
41. Hirst A, Johns VJ, Dougenis D. Dissecting aneurysm of the aorta: a review of 505 cases. *Medicine* 1958;37:217-219.
42. Williams DM. Pathophysiology of aortic dissection. In: Ernst CE. (Ed.). *Current therapy in vascular surgery*. St Louis: Mosby, 1997. p. 211-215.
43. Wheat MW Jr. Acute dissection of the Aorta. *Cardiovasc Clin* 1987;17:241-262.
44. Larson EW, Edwards W. Risk factors for aortic dissection: a necropsy study of 161 patients. *Am J Cardiol* 1984;53:849.
45. Nienaber CA, Eagle KA. Aortic dissection: new frontiers in diagnosis and management: part II. Therapeutic management and follow-up. *Circulation* 2003;108:772-778.
46. Nallamothu BK, Kolias TJ, Eagle KA. Of nicks and time. *N Engl J Med* 2001;345:359-363.
47. Syed MA, Fiad TM. Transient paraplegia as a presenting feature of aortic dissection in a young man. *Emerg Med J* 2002;19:174-175.
48. Bossone E, Rampoldi V, Nienaber CA, *et al.* Usefulness of pulse deficit to predict in-hospital complications and mortality in patients with acute type A aortic dissection. *Am J Cardiol* 2002;89:851-855.
49. Meszaros I, Morocz J, Szlavi J, *et al.* Epidemiology and clinico-pathology of aortic dissection. *Chest* 2002;122:311-328.
50. Cambria RP. Surgical treatment of complicated distal aortic dissection. *Semin Vasc Surg* 2002;15:97-107.
51. Mehta RH, Suzuki T, Hagan PG, *et al.* Predicting death in patients with acute type a aortic dissection. *Circulation* 2002;105:200-206.
52. Lauterbach SR, Cambria RP, Brewster DC, *et al.* Contemporary management of aortic branch compromise resulting from acute aortic dissection. *J Vasc Surg* 2001;33:1185-1192.
53. Cambria RP, Brewster DC, Gertler J, *et al.* Vascular complications associated with spontaneous aortic dissection. *J Vasc Surg* 1988;7:199-209.
54. Stanson AW, Kazmier FJ, Hollier LH, *et al.* Penetrating atherosclerotic ulcers of the thoracic aorta: natural history and clinicopathologic correlations. *Ann Vasc Surg* 1986;1:15-23.
55. Mohr-Kahaly S, Erbel R, Kearney P, *et al.* Aortic intramural hemorrhage visualized by transesophageal echocardiography: Findings and prognostic implications. *J Am Coll Cardiol* 1994;23:658-664.
56. Sueyoshi E, Imada T, Sakamoto I, *et al.* Analysis of predictive factors for progression on type B aortic intramural hematoma with computed tomography. *J Vasc Surg* 2002;35:1179-1183.
57. Cambria RP. Regarding analysis of predictive factors for progression of type B aortic intramural hematoma with computed tomography. *J Vasc Surg* 2002;35:1295-1296.
58. Guthaner DF, Miller DC. Digital subtraction angiography of aortic dissection. *AJR Am J Roentgenol* 1983;141:157-161.

59. Petasnick JP. Radiologic evaluation of aortic dissection. *Radiology* 1991;180:297-305.
60. Erbel R. Role of transesophageal echocardiography in dissection of the aorta and evaluation of degenerative aortic disease. *Cardiol Clin* 1993;11:461-473.
61. Moore AG, Eagle KA, Bruckman D, *et al.* Choice of computed tomography, transesophageal echocardiography, magnetic resonance imaging and aortography in acute aortic dissection: International Registry of Acute Aortic Dissection (IRAD). *Am J Cardiol* 2002;89:1235-1238.
62. Fruehwald FX, Neuhold A, Fezoulidis J, *et al.* Cine-MR in dissection of the thoracic aorta. *Eur J Radiol* 1989;9:37-41.
63. Fisher ER, Stern EJ, Godwin JD 2nd, *et al.* Acute aortic dissection: Typical and atypical imaging features. *Radiographics* 1994;14:1263-1274.
64. Hartnell G, Costello P. The diagnosis of thoracic aortic dissection by noninvasive imaging procedures [letter and author reply]. *N Engl J Med* 1993;328:1637-1638.
65. Clague J, Magee P, Mills P. Diagnostic techniques in suspected thoracic aortic dissections. *Br Heart J* 1992;67:428-429.
66. Ristow AV. Tratamento endovascular da dissecção aguda da aorta. *Rev SOCERJ* 2003;(16 Supl C):87-91.
67. Kannel WB. Epidemiology of cerebro vascular disease: an epidemiologic study of cerebrovascular disease. In: American Neurological Association and American Heart Association. *Cerebral vascular diseases*. New York: Grune & Stratton, 1966. p. 53-66.
68. Kuller LH, Cook LP, Friedman GD. Survey of stroke epidemiology studies. *Stroke* 1972;3:579.
69. Sacco RL, Ellenberg JH, Mohr JP, *et al.* Infarcts of undetermined cause: The NINCDS Stroke Data Bank. *Ann Neurol* 1989;25:382-390.
70. MRC European Carotid Surgery Trial: interim results for symptomatic patients with severe (70-99%) or with mild (0-29%) carotid stenosis. European Carotid Surgery Trialists' Collaborative Group. *Lancet* 1991 May 25;337(8752):1235-43.
71. Hobson RW II, Weiss DG, Fields WS, *et al.* Efficacy of carotid endarterectomy for asymptomatic carotid stenosis, for The Veterans Affairs Asymptomatic Cooperative Study Group. *N Engl J Med* 1993;328:221.
72. Moore WS, Young B, Baker WH, *et al.* Surgical results: a justification of the surgeon selection process from the ACAS trial. *J Vasc Surg* 1996;23:323.
73. North American Symptomatic Carotid Endarterectomy Trial Collaborators: Beneficial effect of carotid endarterectomy in symptomatic patients with high-grade carotis stenosis. *N Engl J Med* 1991;325:445.
74. The Executive Committee for the Asymptomatic Carotid Atherosclerosis (ACAS) Study: Endarterectomy for asymptomatic carotid artery stenosis. *JAMA* 1995;273:1421.
75. Toole JF, Chambless LE, Heiss G, *et al.* Prevalence of stroke and transient ischemic attacks in the Atherosclerosis Risk in Communities (ARIC) study. *Ann Epidemiol* 1993;3:500-503.
76. Simeone A, Carriero A, Armillotta M, *et al.* Spiral CT angiography in the study of the carotid stenoses. *J Neuroradiol* 1997;24:18-22.
77. Remonda L, Senn P, Barth A, *et al.* Contrast-enhanced 3D MR angiography of the carotid artery: comparison with conventional digital subtraction angiography. *AJNR AM J Neuroradiol* 2002;23:213-219.
78. Ristow AV, Gress MHT, Vescovi A, Massière BV, Cury JM. Oclusões crônicas dos troncos supra-aórticos e das vertebrais. In: Brito CJ. *Cirurgia vascular*. 2ª ed. Rio de Janeiro: Revinter, 2007. p. 1062-1097.
79. Ristow AV, Massière BV, Cury JM, Pedron C, Gress MHT. Oclusões arteriais crônicas infra-inguinais – tratamento cirúrgico. In: Brito CJ. *Cirurgia vascular*. Rio de Janeiro: Revinter, 2007. p. 682-733.

82 Capítulo 4 ◆ Diagnóstico Vascular por Imagem

80. Ristow AV, Vescovi A, Cury JM, Pedron C. Tratamento cirúrgico das lesões distais ao ligamento inguinal. In: Maffei FHA. (Ed.). *Doenças vasculares periféricas*. 4ª ed. Rio de Janeiro: Guanabara Koogan, 2007, no prelo.

81. Dormandy JA, Murray GD. The fate of the claudicant – a prospective study of 1969 claudicants. *Eur J Vasc Surg* 1991;5:131-133.

82. Marek JM, Mills JL. Risk factor assessment and indications for reconstruction. In: Mills JL. (Ed). *Management of chronic lower limb ischemia*. London, UK: Arnold, 2000. p. 30-44.

83. Sobinsky KR, Borozan PG, Gray B, *et al.* Is femoral pulse palpation accurate in assessing the hemodynamics significance of aortoiliac occlusive disease? *Am J Surg* 1984;148:214.

84. Zhang XD, Jin ZY, Zhang Y, Xu J, Zhang XB, Li ML. Application of 16-slice spiral CT in lower extremity arterial occlusive diseases. *Zhongguo Yi Xue Ke Xue Yuan Xue Bao* 2006;28(1):96-100.

85. Willmann JK, Baumert B, Schertler T, Wildermuth S, Pfammatter T, Verdun FR, *et al.* Aortoiliac and lower extremity arteries assessed with 16-detector row CT angiography: prospective comparison with digital subtraction angiography. *Radiology* 2005;236(3):1083-93.

86. Andreisek G, Pfammatter T, Goepfert K, Nanz D, Hervo P, Koppensteiner R, *et al.* Peripheral arteries in diabetic patients: standard bolus-chase and time-resolved MR angiography. *Radiology* 2007;242(2):610-20.

87. Mell M, Tefera G, Thornton F, Siepman D, Turnipseed W. Clinical utility of time-resolved imaging of contrast kinetics (TRICKS) magnetic resonance angiography for infrageniculate arterial occlusive disease. *J Vasc Surg* 2007;45(3):543-8.